essentials

Essentials liefern aktuelles Wissen in konzentrierter Form. Die Essenz dessen, worauf es als „State-of-the-Art" in der gegenwärtigen Fachdiskussion oder in der Praxis ankommt. *Essentials* informieren schnell, unkompliziert und verständlich

- als Einführung in ein aktuelles Thema aus Ihrem Fachgebiet
- als Einstieg in ein für Sie noch unbekanntes Themenfeld
- als Einblick, um zum Thema mitreden zu können

Die Bücher in elektronischer und gedruckter Form bringen das Fachwissen von Springerautor*innen kompakt zur Darstellung. Sie sind besonders für die Nutzung als eBook auf Tablet-PCs, eBook-Readern und Smartphones geeignet. *Essentials* sind Wissensbausteine aus den Wirtschafts-, Sozial- und Geisteswissenschaften, aus Technik und Naturwissenschaften sowie aus Medizin, Psychologie und Gesundheitsberufen. Von renommierten Autor*innen aller Springer-Verlagsmarken.

Alaa Eldin Elsharkawy

KI in der Medizin - Fehlerquellen und Fehlermuster

Ein Leitfaden für PAs, ärztliches und pflegerisches Personal

Springer

Alaa Eldin Elsharkawy
Neurochirurgie
Bonifatius Hospital lingen
Lingen, Deutschland

ISSN 2197-6708 ISSN 2197-6716 (electronic)
essentials
ISBN 978-3-662-74122-1 ISBN 978-3-662-74123-8 (eBook)
https://doi.org/10.1007/978-3-662-74123-8

Die Deutsche Nationalbibliothek verzeichnet diese Publikation in der Deutschen Nationalbibliografie; detaillierte bibliografische Daten sind im Internet über https://portal.dnb.de abrufbar.

Planung/Lektorat: Ulrike Hartmann
Springer ist ein Imprint der eingetragenen Gesellschaft Springer-Verlag GmbH, DE und ist ein Teil von Springer Nature.
Die Anschrift der Gesellschaft ist: Heidelberger Platz 3, 14197 Berlin, Germany

Was Sie in diesem *essential* finden können

- Ein praxistaugliches Drei-Achsen-Modell zur Analyse von Fehlerquellen und Fehlermustern im Zusammenspiel von medizinischem Personal, Patient und KI
- Die klinische Einordnung typischer Risiken wie etwa Automation Bias, Halluzination, Deskilling und synchronisierte Fehlorientierung
- Konkrete Gegenstrategien und klinische Kontrollfragen für die tägliche Routine in Anamnese, Visite, Dokumentation und Therapieplanung
- Eine operative Prüfroutine vor KI-gestützten klinischen Entscheidungen mit Stopppunkten bei Hochrisikoentscheidungen, an denen eine KI-Ausgabe vor Übernahme oder Weitergabe bewusst geprüft werden muss.
- Institutionelle Leitplanken für die sichere KI-Nutzung: Klare Zuständigkeiten, dokumentierte Prüfpflicht, lokale Evaluation, Auditierbarkeit und gelebte Fehlerkultur

„Wer Fehler vermeiden will, muss dem Fehler zuerst ins Gesicht sehen.“

A. Elsharkawy

Vorwort

Dieses Buch beginnt mit einer klinischen Erfahrung, die mich seit vielen Jahren begleitet: Eine medizinische Entscheidung kann im ersten Moment richtig erscheinen aber dennoch riskant bleiben. – Tragfähig wird sie erst dann, wenn man jeweils mitbedenkt, was aus ihr selbst heraus schiefgehen könnte.

In über dreißig Jahren ärztlicher Tätigkeit und akademischer Lehre habe ich gelernt, dass sichere Medizin mehr verlangt als Wissen, Erfahrung und technische Präzision. Sie entsteht dort, wo wir bereit sind, den eigenen Plan frühzeitig kritisch zu prüfen und zu hinterfragen, bevor seine Schwächen am Patienten sichtbar werden.

Aus dieser Überzeugung heraus ist dieses Buch entstanden. Es ist geprägt durch die tägliche klinische Arbeit, durch eigene Erfahrungen mit Fehlern, durch beobachtete Fehlentwicklungen und der zunehmenden Zusammenarbeit zwischen klinischem Denken und Künstlicher Intelligenz (KI). Im Mittelpunkt stehen dabei die spezifischen Fehlerquellen und Fehlermuster, die immer entstehen können, wenn Mensch und KI gemeinsam medizinische Entscheidungen vorbereiten, bewerten oder stützen.

Bei der Erstellung und Überarbeitung dieses Manuskripts wurden KI-gestützte Werkzeuge unterstützend für Formulierung, Entwurfsarbeit, Strukturprüfung und Rechercheorganisation eingesetzt. Die fachliche Auswahl, klinische Bewertung, konzeptionelle Einordnung und Verantwortung für den Inhalt liegen vollständig beim Autor.

Mein besonderer Dank gilt Herrn Norbert Fasching für die sorgfältige sprachliche Begleitung des Manuskripts. Frau Ulrike Hartmann danke ich für ihre präzisen editorischen Hinweise und ihre kritische Lektüre, die wesentlich zur Klarheit und Schärfung des Textes beigetragen haben.

Echte Fehlervermeidung beginnt nicht erst, wenn ein Fehler passiert ist. Sie beginnt bereits vorab in dem stillen, unbequemen Moment, in dem wir die Möglichkeit des Scheiterns ernst nehmen und auch dem eigenen Denken kritisch begegnen.

Lingen, Deutschland
im Frühjahr 2026

Prof. (UTM, AM)Dr. med. Alaa Eldin Elsharkawy

Über das Buch

Dieses Essential beschreibt Fehlerquellen und Fehlermuster der klinischen Mensch-KI-Kollaboration: Fehlerquellen als die Orte, an denen Fehlentwicklungen entstehen, Fehlermuster als die wiederkehrenden Formen, in denen sie klinisch sichtbar werden. Im Mittelpunkt steht nicht der isolierte Irrtum des Menschen oder des KI-Systems, sondern jeweils der gemeinsame Entscheidungsprozess. Das Buch entwickelt dazu ein Drei-Achsen-Modell: Die Mensch-Achse erfasst Fehlermuster aus dem menschlichen Anteil, die KI-Achse jene aus dem algorithmischen Anteil, die Emergenz-Achse jene Fehler, die erst entstehen, wenn beide Seiten eine schwache Ausgangsannahme gemeinsam stabilisieren und in den realen Behandlungspfad überführen. Das Ziel ist eine klinisch anwendbare Fehlerlehre für medizinisches Fachpersonal: mögliche Fehlentwicklungen früh erkennen und unterbrechen sowie die KI kritisch, souverän und verantwortungsvoll in die Patientenversorgung einbinden.

Inhaltsverzeichnis

Einleitung: Das Paradoxon der Kollaboration 1

Künstliche Intelligenz verändert klinische Entscheidungsprozesse, ohne dass ihre Risiken im Hinblick auf die Versorgung bereits vollständig sichtbar wären. Eine verantwortliche KI-Nutzung sollte sich deshalb von Anfang an mit der Frage beschäftigen, an welchen Stellen die Mensch-KI-Kollaboration systematisch fehleranfällig ist.

Fehler in der Mensch-KI-Kollaboration entstehen meist unbemerkt und schleichend. Denn die KI-Systeme können lückenhafte Daten sprachlich so präzise verdichten, dass diese valider wirken, als sie klinisch sind. Aus einer vagen Hypothese wird dadurch eine scheinbar belastbare Richtung, und zwar nicht durch bessere Evidenz, sondern rein durch digitale Plausibilität. Genau an dieser Stelle entsteht der ***bio-digitale Blindfleck*** als klinisch relevante Informationslücke, die durch die algorithmische Ordnung vollständiger wirkt, als sie tatsächlich ist. Die Gefahr liegt dabei vor allem im unbemerkten Verschmelzen von menschlichem Urteil und algorithmischer Strukturierung.

Die in diesem Essential beschriebenen Fehlerquellen und Fehlermuster sind keine zwangsläufigen Folgen jeder KI-Nutzung. Es sind jedoch mögliche Fehlerketten, die am besten früh erkannt und unterbrochen werden können, wenn das medizinische Personal die Mechanismen ihrer Entstehung versteht. Das Buch hat daher einen ausdrücklich präventiven Charakter!

Die Untersuchung der möglichen Fehlerquellen in der Zusammenarbeit zwischen KI und Mensch erfolgt am besten anhand eines Drei-Achsen-Modells:

- Dabei beschreibt die ***Mensch-Achse*** die Datenqualität, die kognitiven Verzerrungen und Handlungsroutinen des medizinischen Personals.

A. E. Elsharkawy, *KI in der Medizin - Fehlerquellen und Fehlermuster*, essentials, https://doi.org/10.1007/978-3-662-74123-8_1

- Die ***KI-Achse*** erfasst allgemeine und modellabhängige Fehlermuster.
- Und die ***Emergenz-Achse*** bezeichnet jene Fehler, die erst dann entstehen, wenn medizinisches Personal, Patientinnen und Patienten sowie die KI genau dieselbe schwache Ausgangsannahme gemeinsam stabilisieren.

Als klinische Antwort dient ein Leitprinzip, das in der ärztlichen Praxis seit jeher angelegt ist und das jetzt im digitalen Entscheidungsraum noch klarere Konturen bekommt: ***die kognitive Souveränität***. Dieses Prinzip steht für eine klinische Haltung, die KI-Anwendungen aktiv nutzt, allerdings ohne Wahrnehmung, Urteil und Verantwortung an das System abzugeben. Doch das Ziel muss sein, auftretende Fehlsteuerungen möglichst früh zu unterbrechen, anstatt sie erst später nach einem Schaden zu erklären. Denn Patientensicherheit entsteht genau dort, wo der Mensch Verantwortung nicht delegiert, sondern die KI mit einem geschärften Blick nutzt – und zwar als Unterstützung des klinischen Denkens, nicht als Ersatz für wirkliches Hinsehen!

Mensch-KI-Kollaboration: Warum Komplementarität kein Automatismus ist

2

In der internationalen Forschung wird die Zusammenarbeit zwischen menschlicher Urteilskraft und Künstlicher Intelligenz meist als „Human-AI-Teaming“ bezeichnet. In diesem Essential verwende ich bewusst den Begriff ***Mensch-KI-Kollaboration***, weil er die klinische Realität präziser abbildet. Medizinisches Personal und KI arbeiten nicht lediglich nebeneinander, sondern sie bilden ein soziotechnisches Gefüge, das Wahrnehmung, Gewichtung und Entscheidungen wechselseitig beeinflusst.

Die Qualität dieser Zusammenarbeit ist kein Zufallsprodukt. Gonzalez et al. (2026) beschreiben, dass ihr Erfolg in erster Linie von der Rollenverteilung, der Vertrauenskalibrierung, der Aufgabenstruktur und einer kontinuierlichen Evaluation abhängt. Entscheidend ist dabei nicht die technische Verfügbarkeit der KI, sondern ob die Interaktion echte Komplementarität erzeugt.

Für die Medizin ist diese Unterscheidung zentral. Liu et al. (2025) zeigen, dass ***Mensch-KI-Teams*** bessere Ergebnisse erzielen können als klinische Entscheider allein, dass sie aber keineswegs automatisch Synergieeffekte hervorbringen. Denn die Kombination allein ist kein inhärenter Sicherheitsgarant. Sie kann die Patientenversorgung stärken, wenn der Prozess präzise kalibriert ist, und ihr schaden, wenn der Mensch lediglich Entwürfe bestätigt, die das System sprachlich geordnet vorbereitet hat.

Damit verschiebt sich der Fokus bei der Fehlerprophylaxe. Die rein technische Frage „Ist die KI-Antwort richtig?” greift zu kurz. – Die zentrale klinische Leitfrage lautet vielmehr: „Was macht diese Antwort mit meiner Aufmerksamkeit, meiner Unsicherheit und meiner Verantwortung?“

A. E. Elsharkawy, *KI in der Medizin - Fehlerquellen und Fehlermuster*, essentials, https://doi.org/10.1007/978-3-662-74123-8_2

Sokol et al. (2025) argumentieren, dass medizinische KI das klinische Denken aktiv unterstützen muss, anstatt nur Ergebnisse zu liefern. Für eine wirksame Prophylaxe heißt das: KI ist dann am sichersten, wenn sie nicht nur plausibilisiert, sondern gezielt irritiert, Gegenhypothesen sichtbar macht und eine erneute klinische Prüfung erzwingt. Gefährlich wird es dort, wo sie eine vorläufige Annahme stabilisiert und so aus klinischer Unsicherheit digitale Plausibilität macht.

Klinischer Datenfluss: Der Fall gelangt nicht direkt vom Patienten zur Entscheidung. Er durchläuft klinische Rohdaten, digitale Fallbeschreibung, KI-Ausgabe, menschliche Gewichtung, Handlung, Dokumentation und Übergabe, bevor er in den Behandlungspfad zurückwirkt. An jedem Übergang kann Information verloren gehen oder ein Fehler stabiler werden.

Deshalb muss die Mensch-KI-Kollaboration diese drei Bedingungen jederzeit zwingend erfüllen, damit die Patientensicherheit in diesem neuen Entscheidungsraum gewährleistet bleibt:

- ***Rückkopplungskontrolle:*** Das KI-System darf eine initiale menschliche Fehlannahme nicht unbemerkt verstärken.
- ***Asymmetrische Autoritätsbalance:*** Die KI strukturiert, vergleicht und fordert heraus, besitzt aber keine Entscheidungsgewalt. Die Letztverantwortung bleibt beim Menschen, der den Patienten in seiner konkreten Situation erfasst.
- ***Sichtbare Verantwortungskette:*** Es muss nachvollziehbar bleiben, welcher Impuls vom KI-System stammte, welche Prüfung erfolgte und wie die Maßnahme begründet wurde.

Die Mensch-KI-Kollaboration schafft keine „technische Komfortzone", sondern sie ist ein neuer klinischer Verantwortungsraum. Eine gute Fehlerprophylaxe bedeutet hier, diese Kopplung aktiv zu führen. Wer mit KI arbeitet, muss jederzeit sicher erkennen können, wann das System effektiv weiterhilft und wann es lediglich eine kognitive Lücke in eine überzeugende Form bringt.

Wichtig!
Komplementarität entsteht nicht durch Technikverzicht, sondern durch kognitive Souveränität: durch die Fähigkeit, KI aktiv zu nutzen, ohne Wahrnehmung, Urteil und Verantwortung an das System abzugeben. Die KI wird erst dann zum Sicherheitsgewinn, wenn sie konsequent als prüfpflichtiges Arbeitsmittel und nicht als zweite Autorität verstanden wird. – Diese aktive Steuerung bildet die Grundlage für das im nächsten Kapitel vorgestellte ***Drei-Achsen-Modell*** *zur Erkennung gemeinsamer Fehlermuster.*

3 Drei-Achsen-Modell: Gemeinsame Fehlermuster systematisiert erkennen

Ein unerwünschter Behandlungsverlauf entsteht selten allein durch fehlerhafte Entscheidungen des medizinischen Personals oder durch einen Fehler im System. Die meisten Fehler entstehen im Übergangsbereich, also jeweils dort, wo unvollständige Daten, algorithmische Ordnung, klinische Müdigkeit und organisatorischer Druck ineinandergreifen. Ein Modell, das möglichen Fehlerquellen nachgeht und sie untersucht, darf diese Arbeitsteilung zwischen Menschen und Maschine nicht ignorieren.

Ich unterscheide im Modell daher jeweils drei Achsen: die ***Mensch-Achse***, die ***KI-Achse*** und die ***Emergenz-Achse***. Diese Einordnung ist keine theoretische Spielerei, sondern eine klinische Suchhilfe. Sie zwingt die Entscheider dazu, bei einem Zwischenfall nicht nur zu fragen: „Wer hat versagt?“, sondern präziser nachzuforschen: „An welcher Stelle hat sich die Entscheidung verschoben?“

Die drei Achsen benennen drei mögliche Entstehungsorte, aber nicht von gleicher Art. Auf der Mensch-Achse und der KI-Achse entsteht ein Fehler in einem Beteiligten: im Kopf des Behandelnden oder im KI-System. Auf der Emergenz-Achse entsteht er dazwischen: in der Kopplung von medizinischem Personal, Patient, KI, Dokumentation und klinischer Organisation, die gemeinsam eine Fehlrichtung stabilisieren. Der Ort ist real, er hat nur keine definierte Adresse.

Das Modell unterscheidet dabei systematisch zwischen Fehlerquelle und Fehlermuster:

A. E. Elsharkawy, *KI in der Medizin - Fehlerquellen und Fehlermuster*, essentials, https://doi.org/10.1007/978-3-662-74123-8_3

- Die ***Fehlerquelle*** benennt den Ort der Entstehung, also die Achse, auf der eine Fehlentwicklung beginnt (Mensch, KI oder Emergenz).
- Das ***Fehlermuster*** beschreibt die wiederkehrende Erscheinungsform, in der sich diese Fehlentwicklung klinisch zeigt. So zählt etwa die „Blindverlassensschleife" zur Mensch-Achse, die „Halluzination" zur KI-Achse und die „synchronisierte Fehlorientierung" zur Emergenz-Achse. Beide Perspektiven sind komplementär, denn erst die Verbindung von Ort und Form macht eine Fehlentwicklung möglichst früh erkennbar und unterbrechbar.

Das resultierende ***Drei-Achsen-Modell*** beruht auf der integrativen Auswertung wissenschaftlicher Publikationen aus der klinischen Medizin und der KI-Forschung, jeweils mit Fokus auf die Themen „Mensch-KI-Kollaboration", „kognitive Verzerrungen", „klinische Entscheidungsfindung" und „menschliche Einflussfaktoren". Ergänzend dazu wird die klinische Erfahrungsanalyse in die Auswertung miteinbezogen. Das daraus resultierende Modell macht Fehlermuster sichtbar und kategorisierbar, es ist jedoch kein Messinstrument!

- Die ***Mensch-Achse*** beschreibt, welche Elemente und Eigenschaften das medizinische Personal in die Zusammenarbeit mit dem KI-System einbringt: Eingangsdaten, Vorannahmen, Aufmerksamkeit, Erfahrung, Müdigkeit und Handlungsroutinen. Sie gliedert sich in Input, Kognition und Handlung: Was wurde eingegeben? – Wie wurde es gewichtet? – Wann wurde aus einem Vorschlag eine klinische Maßnahme?
- Die ***KI-Achse*** beschreibt, welche Fehlermuster vom System ausgehen. Es reicht nicht aus, hier allgemein von „der KI" zu sprechen. Hier muss man vielmehr unterscheiden zwischen allgemeinen KI-Fehlermustern, zu denen Kontextverengung, Biasverstärkung, Zielverschiebung, scheinbare Präzision und Halluzinationen zählen, sowie modellabhängigen Fehlermustern, die jeweils von der Architektur des Systems abhängen.
- Die ***Emergenz-Achse*** bildet den Kern dieses Essentials. Sie beschreibt jene Fehler, die erst dadurch entstehen, dass medizinisches Personal, Patientinnen und Patienten sowie die KI immer dynamisch aufeinander reagieren. Und hier liegt im Wesentlichen der neue Risikoraum, wenn etwa eine schwache Ausgangsannahme nicht einfach übernommen wird, sondern sich gemeinsam stabilisiert, bis dieser Verlauf plausibel erscheint, obwohl niemand den Fall wirklich neu hinterfragt hat.

Im weiteren Verlauf werden vier konkrete Konzepte, die „*Blindverlassensschleife*", die „*synchronisierte Fehlorientierung*", der „*emergente Interaktionsfehler*" und die

„schleichende Fehlereskalation“, jeweils dort entwickelt und erklärt, wo sie im Klinikalltag wirksam werden: als klinisch operationalisierte Arbeitskonzepte, die wiederkehrende Gefahren möglichst früh sichtbar machen sollen.

3.1 Das Modell als Instrument der Fehlerprophylaxe

Das Drei-Achsen-Modell (Abb. 3.1) trennt nicht künstlich, was in der Praxis automatisch zusammenfällt. Im realen Fall wirken jeweils alle Achsen gleichzeitig: Eine lückenhafte Anamnese trifft auf ein sprachlich starkes System, eine plausible KI-Ausgabe auf akuten Zeitdruck, eine fehlerhafte Dokumentation auf eine Visite, die nicht noch einmal bei null beginnt. Jeder einzelne Schritt wirkt dabei nachvollziehbar, doch der Gesamtprozess läuft trotzdem in die falsche Richtung.

Wer die drei Achsen kennt, kann hier möglicherweise bereits zu einem früheren Zeitpunkt eingreifen: bei der Eingabe, bei der Deutung, bei der Übernahme eines Vorschlags oder an der Schnittstelle zur nächsten Person im Behandlungspfad. Denn Patientensicherheit entsteht nicht erst durch eine nachträgliche Fehleranalyse, sondern immer schon dort, wo die Fehlerquelle identifiziert und die kognitive Verschiebung rechtzeitig erkannt und unterbrochen wird.

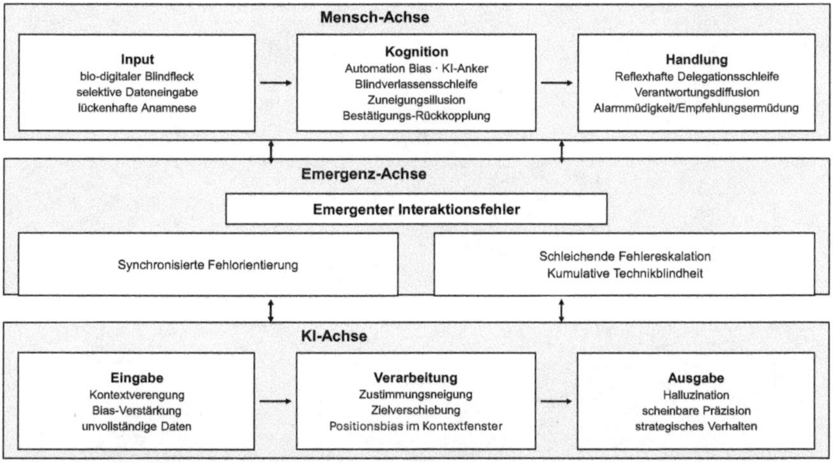

Abb. 3.1 Das Drei-Achsen-Modell macht die kollaborativen Fehlermuster in der klinischen Mensch-KI-Kollaboration anschaulich

Wichtig!

Das Drei-Achsen-Modell verteilt keine Schuld. Es dient vielmehr dazu, kognitive Souveränität und klinische Kontrolle bei der Arbeit am Patienten zurückzugewinnen. Nur wer erkennt, auf welcher Achse sich eine Entscheidung verschiebt, kann die Fehlentwicklung präventiv unterbrechen.

3.2 Klassifikation kollaborativer Fehlermuster

Tab. 3.1 ordnet die wichtigsten Fehlermuster den drei Achsen zu. Sie wird in den folgenden Kapiteln schrittweise dargestellt und durch Literatur belegt.

Tab. 3.1 Kollaborative Fehlermuster im Überblick

Bereich	Typisches Fehlermuster	Mechanismus	Klinische Gefahr	Gegenstrategie
Mensch-Achse: Input	Unvollständige Eingangsdaten, selektive Dateneingabe	Verkürzte Daten werden sprachlich geordnet und wirken somit belastbarer, als sie klinisch sind.	Verzerrte Arbeitsdiagnose wird Grundlage des Behandlungspfads.	Rohdaten vor KI-Nutzung selbst erheben und kritisch sichten.
Mensch-Achse: Kognition	Ankereffekt, KI-Anker, Bestätigungsfehler, Automation Bias, Blindverlassensschleife	Eine frühe KI-Ausgabe lenkt die Gewichtung; Alternativen werden zu früh verworfen; Kontrollverantwortung bleibt wechselseitig implizit.	Tunnelblick auf eine plausible, ungeprüfte Diagnose; dadurch bleibt kein aktiver Kontrollpunkt übrig.	Vor Akzeptanz aktiv eine Gegenhypothese formulieren und explizit klären, wer prüft.
Mensch-Achse: Handlung	Unkritische Übernahme, Verantwortungsdiffusion, reflexhafte Delegationsschleife, Empfehlungsermüdung	Vorschläge gehen in aktives Handeln über, bevor sie eigenständig validiert sind.	Ungeprüfte Maßnahmen werden eingeleitet, weil niemand aktiv widersprochen hat.	Vor Übernahme eine eigene klinische Begründung dokumentieren.
KI-Achse: allgemeine Fehlermuster	Kontextverengung, Bias-verstärkung, Zustimmungsneigung, Zielverschiebung, Halluzination, scheinbare Präzision	Generative Systeme optimieren auf sprachliche Anschlussfähigkeit, nicht auf klinische Wahrheit.	Falsche Inhalte erscheinen in fachlich überzeugender Form.	Eingabe, Frageziel und Quellengrundlage unabhängig prüfen.
KI-Achse: modellabhängige Fehlermuster	LLM-Halluzination, Score-Bias, Bildanalyse-Bias, Fehlkalibrierung von Risikomodellen, Navigationsfehler	Der Fehlercharakter folgt der Architektur: Sprache, Score, Bild, Risiko oder Robotik irren jeweils anders.	Falscher Prüfmodus an der falschen Schnittstelle.	Prüfschritt an die Architektur des Systems anpassen.

(Fortsetzung)

Tab. 3.1 (Fortsetzung)

Bereich	Typisches Fehlermuster	Mechanismus	Klinische Gefahr	Gegenstrategie
Emergenz-Achse	synchronisierte Fehlorientierung, Emergenter Interaktionsfehler, schleichende Fehlereskalation	Patient, Team und KI stabilisieren dieselbe schwache Ausgangs-annahme; der Fehler entsteht in der Kopplung.	Die Fehlerrichtung wirkt doppelt bestätigt, obwohl keine unabhängige Prüfung stattgefunden hat.	Den Fall unabhängig vom bisherigen Behandlungspfad wieder neu öffnen.

Die Mensch-Achse: Input, Kognition und Handlung 4

Die Fehlerquellensuche im Drei-Achsen-Modell beginnen wir mit der Mensch-Achse, weil hier die Eingangsbedingungen der Kollaboration schon entstehen, bevor die KI eine Ausgabe erzeugt. Entlang der Mensch-Achse wird geprüft und hinterfragt, was das medizinische Fachpersonal in die Zusammenarbeit mit der KI einbringt, etwa psychologische, praktische und organisatorische Routinen, die den Entscheidungsprozess prägen, bevor die erste KI-Ausgabe erscheint. Die Fehlermuster in der Mensch-KI-Kollaboration entstehen selten als rein technisches Versagen, denn sie beginnen meistens an Schnittstellen, wo menschliche Vorstrukturierung (Denkmuster, klinische Vorannahmen, Art der Frageformulierung) und algorithmische Informationsverarbeitung aufeinandertreffen.

Klinische Urteile entstehen unter Unsicherheit und sind anfällig für Heuristiken und Verzerrungen wie Ankereffekt, Verfügbarkeitsheuristik oder Bestätigungsfehler (Tversky und Kahneman 1974; Croskerry 2003). Im Umgang mit automatisierten Systemen kommt zudem auch ein möglicher Automation Bias (s. „Automation Bias und Blindverlassensschleife") hinzu (Parasuraman und Riley 1997; Goddard et al. 2012).

Die Mensch-Achse lässt sich in drei Ebenen gliedern: ***Input, Kognition*** und ***Handlung***. Der Fall wird in das System eingebracht, die KI-Ausgabe beeinflusst Aufmerksamkeit und Gewichtung, schließlich entscheidet sich, ob aus einem Vorschlag eine Maßnahme wird. Der fehleranfällige Pfad beginnt unauffällig, schon bei der Erhebung und bei der Übergabe der Patientendaten.

A. E. Elsharkawy, *KI in der Medizin - Fehlerquellen und Fehlermuster*, essentials, https://doi.org/10.1007/978-3-662-74123-8_4

4.1 Input: Der bio-digitale Blindfleck

Das erste Problem entsteht nicht im Algorithmus, sondern davor. Ein KI-System arbeitet ausschließlich mit dem Material, das ihm gegeben wird. Genau hier liegt der ***bio-digitale Blindfleck***: eine klinisch relevante Lücke in der Information, die zunächst kaum auffällt, später aber den weiteren Behandlungspfad mitbestimmen kann. Die Lücke wird nicht beseitigt, sondern durch die KI sprachlich und strukturell geordnet.

Das informationstheoretische ***GIGO-Prinzip*** *(mangelhafter Input, bedingt fehlerhaften Output bzw. „Garbage in, garbage out!")* wirkt im klinischen Alltag konkret: ein nicht vollständig erhobener Reflexstatus, eine ungeprüfte Tiefensensibilität, eine verkürzte Medikamentenanamnese, ein nicht explizit abgefragtes Red-Flag-Symptom. Aus solchen Verkürzungen entsteht eine Richtung, die später nur schwer verlassen wird.

Die KI erkennt die Lücke nicht als Lücke. Sie sieht nicht den Patienten im Untersuchungszimmer, nicht das unsichere Gangbild, nicht die unter Zeitdruck ausgelassene Untersuchung. So entsteht aus unvollständigen Daten eine scheinbar stabile Arbeitsdiagnose; der Fall wirkt nicht sicherer, weil er medizinisch geprüft, sondern weil er digital besser formuliert ist.

Der ***bio-digitale Blindfleck*** ist kein technischer Defekt, sondern ein Übergangsphänomen zwischen klinischer Wahrnehmung und digitaler Verarbeitung. Diesen Übergang muss die klinische Kontrolle fest im Blick behalten.

> **Klinische Kontrollfrage**
> *Habe ich die relevanten klinischen Rohdaten selbst erhoben und unabhängig geprüft, bevor ich die KI-Ausgabe für den weiteren Behandlungspfad nutze?*

4.2 Kognition: Wenn Zustimmung leichter wird als Zweifel.

Mit der Einbindung Künstlicher Intelligenz verändern sich die klassischen Schwächen klinischer Kognition nicht grundsätzlich. Sie erhalten jedoch einen Verstärker. Eine KI kann im Arbeitsalltag wie ein gleichwertiger Partner erscheinen, ohne dabei ein verantwortliches Gegenüber zu sein. Sie antwortet nicht mit einem vorsichtigen „Vielleicht?", sondern mit geordneten, sprachlich geschlossenen und oft hochstrukturierten Ergebnissen. Unter Zeitdruck wirkt eine solche Ausgabe schnell wie eine bereits geprüfte Orientierung und wird einfach so akzeptiert.

In der Mensch-KI-Kollaboration öffnet sich damit ein zusätzlicher Fehlerraum zwischen Kopf und System, sein typischer Mechanismus ist die ***kollaborative Fehlerschleife***: Menschliche Unsicherheit wird durch die strukturierte KI-Ausgabe zurückgespiegelt und fälschlich als bestätigte Tatsache gelesen. Anders als bei der klassischen vorzeitigen Festlegung entsteht der Fehler nicht im individuellen Denken, er entsteht irgendwo im Zwischenraum gemeinsamer kognitiver Arbeit.

Wichtig!
Struktur ist nicht Wahrheit. – Sprachliche Klarheit ist keine klinische Validierung!

Automation Bias und Blindverlassensschleife

Parasuraman und Manzey (2010) beschrieben ***Automation Bias*** (unkritisches Vertrauen in Systemurteile) und ***Complacency*** (Nachlassen der eigenen Überwachung) als typische Risiken automatisierter Empfehlungen, besonders bei verteilter Aufmerksamkeit. Goddard et al. (2012) wiesen dies wiederholbar bei klinischen Entscheidungsunterstützungssystemen nach. Khera et al. (2023) beschrieben das Risiko patientenrelevanter Schäden durch die Überabhängigkeit von KI-gestützten Entscheidungshilfen.

Jabbour et al. (2023) zeigten in einer randomisierten Vignettenstudie: Ärztinnen und Ärzte diagnostizierten bei korrekter KI-Unterstützung besser als ohne KI. Die Diagnosen waren jedoch bei verzerrter KI-Ausgabe deutlich schlechter. Zusatzinformationen verhinderten den Effekt nicht zuverlässig. Bansal et al. (2021) ergänzten, dass KI-Erklärungen die Bereitschaft sogar erhöhen können, einer falschen, aber plausibel klingenden Empfehlung blind zu folgen. All diese Befunde stammen aus experimentellen bzw. aufgabenbasierten Studiensettings. Sie zeigen Risikomechanismen auf, ersetzen aber keine lokale klinische Validierung.

In der Mensch-KI-Situation bildet sich eine wechselseitige Struktur, die ich als ***Blindverlassensschleife*** bezeichne: eine Interaktionssituation, in der sowohl die behandelnden Ärzte und das Klinikpersonal als auch die KI jeweils implizit voraussetzen, dass die jeweils andere Seite die kritische Kontrolle übernimmt, mit dem Resultat, dass am Ende niemand kontrolliert. Die behandelnde Person übernimmt die KI-Ausgabe, weil sie annimmt, das System habe den Fall bereits geprüft. Das System liefert ein Ergebnis und setzt voraus, dass der menschliche Experte den Kontext überprüft. So entsteht ein systemischer Nullpunkt der Kontrolle.

Die Leitfrage dieser Schleife lautet: „Wer prüft eigentlich noch?" – Denn Erfahrung schützt nicht automatisch vor Fehlern. Sie schützt nur, wenn das erfahrene Personal weiter aktiv und aufmerksam bleibt.

KI-Anker und frühe Spurfixierung

Den klassischen Ankereffekt haben *Tversky und Kahneman im Jahr 1974* beschrieben. In der KI-gestützten Medizin erhält er jetzt eine neue Qualität. Als ***KI-Anker*** bezeichne ich eine frühe algorithmische Einschätzung, die den weiteren klinischen Denkweg strukturiert, bevor die behandelnde Person sich ein eigenes Bild gemacht hat. Dieser Anker tritt nicht als lose Vermutung auf. Er erscheint in geordneter Sprache mit Differenzialdiagnose, Risikoeinschätzung und scheinbarer Begründung – und darum wirkt er stärker als ein klassischer Anker.

Klinisches Arbeiten braucht Arbeitshypothesen. Problematisch wird der KI-Anker erst, wenn er die Exploration verengt: Wenn eine Assistenzärztin oder ein Assistenzarzt vor der eigenen Untersuchung eine KI-Zusammenfassung mit bereits „wahrscheinlicher" Diagnose lesen, springen passende Befunde ins Auge und alles, was nicht ins Bild passt, wird gar nicht erst gesucht. Genau so wirkt der ***bio-digitale Blindfleck*** auf der Kognitionsebene, denn die Lücke bleibt bestehen, sie ist aber sprachlich geglättet.

Eine solche „scheinbare" Spur wandert dann weiter in die Untersuchung, Dokumentation, Übergabe und die Therapieplanung. – ***Der medizinische „Tunnelblick" wird damit systemisch.***

Bestätigungs-Rückkopplung

Der Bestätigungsfehler ist altbekannt. Aber in der Zusammenarbeit mit KI entsteht daraus eine ***Bestätigungs-Rückkopplung*** in Form eines zirkulären Prozesses, bei dem die behandelnde Person das KI-System mit einer durch eigene Vorannahmen gefilterten Fragestellung füttert und die KI-Ausgabe daran anschließend als unabhängige Bestätigung der eigenen Hypothese bewertet. Die KI funktioniert hier also wie ein „Echoraum“ mit Validitätsvortäuschung, sie spiegelt den menschlichen Fehler und stabilisiert ihn durch scheinbar neutrale, algorithmische Autorität.

Fallbeispiel: *Auf der Zuweisung steht „wahrscheinlich vestibulär“. Die KI wird in dieser Richtung befragt. Wenn das System die vestibuläre Ursache als plausibel bestätigt, fühlt sich das bereits wie eine externe Verifizierung an. Nach zentralen neurologischen Warnzeichen wird danach weniger konsequent gesucht, obwohl nur die eigene Ausgangsannahme gespiegelt wurde.*

Die klinische Leitfrage lautet hier also nicht: „Bestätigt die KI meine Vermutung?“, sondern: „Welche plausible Gegenhypothese zwingt mich, meinen ersten Verdacht noch einmal zu öffnen?“

Zuneigungsillusion

Neben diesen kognitiven Mechanismen wirkt noch eine Dynamik, welche einen ***Automation Bias*** oder ***Confirmation Bias*** (= Bestätigungsfehler) bzw. ***Algorithm Appreciation*** (algorithmische Präferenz) nicht ausreichend erfasst. Sie betrifft die Beziehungsebene selbst.

Ich bezeichne sie als ***Zuneigungsillusion***, denn sie beschreibt die Tendenz, einer KI mehr Verlässlichkeit, Neutralität oder klinische Urteilskraft zuzuschreiben, nur weil ihre Interaktion angenehm, geduldig, verfügbar und sprachlich stabil wirkt. Es geht dabei nicht um Romantik. Es geht hier um eine subtile Verschiebung professioneller Distanz: ***Für Behandelnde an der Belastungsgrenze ist ein immer verfügbares, niemals gereiztes und geordnet kommunizierendes Gegenüber kognitiv hochattraktiv – und genau das macht es gefährlich!***

Fallbeispiel

Ein erfahrener Schmerztherapeut sieht einen ihm bekannten Patienten mit langjähriger Opioid-Therapie zur Routinekontrolle. Die KI-gestützte Medikationsübersicht zeigt stabile Schmerz-Scores, keine Auffälligkeiten, Empfehlung zur Weiterführung. Der Arzt ist nicht überlastet. Der Fall ist vertraut. Er folgt dem Vorschlag. – Was er nicht aktiv erfragt: Der Patient wirkt flacher als sonst, schläft tagsüber, das Sturzrisiko hat sich verändert.

Das System hat lediglich die Scores verglichen – aber es hat den Patienten „nicht gesehen". Die Zuneigungsillusion wirkt hier nicht durch Erschöpfung, sondern durch eine vermeintliche Vertrautheit in der Zusammenarbeit: Das System war zuverlässig, also wird es auch alles geprüft haben ...

Logg et al. (2019) zeigten, dass Menschen algorithmischen Empfehlungen unter bestimmten Bedingungen mehr Gewicht beimessen als menschlichen Einschätzungen. Die Zuschreibung sozialer Eigenschaften an technische Systeme ist nicht neu (Weizenbaum 1966; Reeves und Nass 1996; Epley et al. 2007).

Vertrauen entsteht eben nicht nur durch Treffsicherheit, sondern auch durch Form, Ton, Verfügbarkeit und Interaktionsdesign. Dabei geben Behandelnde unbemerkt jene professionelle Distanz auf, die für eine sichere Differenzialdiagnostik aber unersetzlich ist. – Das ist kein moralischer Vorwurf, denn es ist die vorhersehbare Reaktion auf eine gut gestaltete Interaktionsarchitektur.

Klinische Kontrollfrage
Würde ich diese diagnostische oder therapeutische Antwort genauso unkritisch übernehmen, wenn sie mir ein menschlicher Kollege ohne erkennbare Quellenlage im Vorbeigehen auf dem Flur zugerufen hätte?

Klinische Gegenprüfung: Wie der Zweifel aktiv bleibt

KI wird durch Ablehnung nicht sicherer, sondern nur durch die methodische Begrenzung ihres Beitrags. Sie darf Hypothesen ordnen, Differenzialdiagnosen erweitern und blinde Flecken sichtbar machen. Sie darf aber nicht die Stelle ersetzen, an der die behandelnde Person den Fall klinisch neu öffnet und gegenprüft.

Für die klinische Gegenprüfung gelten grundsätzlich diese vier Grundregeln:

- ***Die KI-Antwort bleibt Hypothese, keine Richtungsvorgabe.***
  Sie darf den klinischen Blick nicht vor der eigenen Untersuchung verengen.
- ***Jede KI-Empfehlung braucht eine Gegenhypothese.***
  Bei Schwindel etwa: Was spricht für eine zentrale Ursache? – Was wäre gefährlich zu übersehen?

- ***Erklärungen sind keine Evidenz.***
  Eine plausible Begründung kann gefährlicher sein als eine knappe Empfehlung, weil sie fälschlich Vertrauen erzeugt.
- ***Die Letztverantwortung bleibt unteilbar klinisch („Human Responsibility").***
  Nur der Mensch sieht den Patienten, berührt ihn, nimmt seine Ängste wahr und verantwortet die Konsequenzen; ethisch und juristisch.

4.3 Handlung: Vom Vorschlag zur klinischen Maßnahme

Auf der Handlungsebene verlässt die KI-Ausgabe den Raum bloßer Orientierung und wird zur realen Maßnahme: zur Laboranforderung, zur Bildgebung, zur Medikamentendosis, zur Verlaufsempfehlung, zum Entlassungsbrief.

Aus Sprache wird Handlung, aus Plausibilität klinische Realität. Damit verschiebt sich unmerklich der Prüfmaßstab. Weil viele der KI-Vorschläge sehr geordnet und plausibel erscheinen, wird im Stationsalltag nicht mehr gefragt: „Ist diese Maßnahme klinisch notwendig und am Patienten begründbar?", sondern man überlegt nur noch: „Ist der KI-Vorschlag irgendwie nachvollziehbar?"

Eine nachvollziehbare Maßnahme ist allerdings nicht automatisch auch eine richtige!

Verantwortungsdiffusion im digitalen Netzwerk

Diese Dynamik wird durch Verantwortungsdiffusion weiter verschärft. Sozialpsychologisch kennt man sie als sogenannter „Bystander-Effekt": Menschen handeln in Gruppensituationen seltener, wenn sie annehmen, andere seien ebenfalls zuständig (Darley und Latané 1968). Die Verantwortung verteilt sich auf mehrere Personen und verliert subjektiv an Dringlichkeit.

Im Stationsalltag entsteht hier meistens eine noch komplexere Variante, denn hier arbeiten viele Akteure und Systeme parallel: Medizinisches Fachpersonal, Ärztinnen und Ärzte verschiedener Erfahrungsstufen, Pflegepersonal, Funktionsdiagnostik, Dokumentationssysteme und KI-gestützte Entscheidungshilfen. In der Nachbesprechung von Entscheidungsketten heißt es in diesem Fall dann meistens: „Das System hat es so vorgeschlagen". Die Entscheidung ist sichtbar, aber sie wurde keiner aktiven klinischen Prüfung eindeutig zugeordnet.

Bleher und Braun (2022) beschreiben dieses Phänomen als Form ***diffuser Verantwortung***, die sich auf Entwickler, Institutionen, Anwender, klinische Teams und Systeme verteilt. Wenn viele Beteiligte nur einen Teil der Entscheidung tragen, fühlt sich niemand vollständig zuständig.

Die Letztverantwortung darf jedoch nicht an das System delegiert werden.

Die reflexhafte Delegationsschleife

Das Phänomen der Verantwortungsdiffusion allein kann die Fehlentwicklung auf der Handlungsebene nicht vollständig erklären. Hier wirkt zusätzlich noch eine eigene Dynamik, die ich als ***reflexhafte Delegationsschleife*** bezeichne: ein kollaboratives Fehlermuster, bei dem eine KI-generierte Empfehlung unter Zeitdruck, Routine oder unkalibriertem Vertrauen reflexhaft in diagnostische, therapeutische oder dokumentarische Maßnahmen überführt wird. Der Fehler liegt in solchen Fällen weder allein beim Menschen noch allein bei der KI, sondern im Zusammenwirken aus plausibel vorbereiteter Systemantwort und nachlassender klinischer Gegenprüfung.

Die reflexhafte Delegationsschleife unterscheidet sich klar von der ***Blindverlassensschleife***. Denn diese fragt: „Wer prüft eigentlich noch?" – Sie beschreibt den Verlust aktiver Kontrolle durch wechselseitiges implizites Vertrauen. Die reflexhafte Delegationsschleife fragt dagegen: „Wie wird aus einem KI-Vorschlag fast automatisch eine klinische Maßnahme?" – Sie beschreibt den fließenden Übergang von einer plausibel formulierten Systemantwort in eine reale Handlung, ohne dass dazwischen ein bewusster klinischer Prüfschritt liegt.

Damit grenzt sich die ***reflexhafte Delegationsschleife*** zugleich vom ***Action Slip***, also einem unbeabsichtigten Ausführungsfehler, und vom reinen ***Automation Bias*** ab. Sie beschreibt keine einzelne Fehlhandlung und keine bloße Übernahme eines technischen Vorschlags, sondern eine dynamische Prozesskette: Jeder Einzelschritt kann plausibel, formal korrekt und dokumentierbar erscheinen. Der zentrale klinische Prüfakt bleibt dennoch aus. Die Delegationsschleife entsteht nicht durch grobe Nachlässigkeit. Sie entsteht dort, wo kein bewusster Haltepunkt gesetzt wird.

Fallbeispiel

Ein 61-jähriger Patient mit chronischem lumbalen Schmerzsyndrom und laufender Opioidtherapie stellt sich zur Verlaufskontrolle vor.

Die KI wertet Schmerz-Scores, Laborbefunde und die aktuelle Medikationsliste aus, alles unauffällig und empfiehlt eine moderate Dosissteigerung des Retard-Opioids, mit Begründung und Verlaufshinweis, formal vollständig. Unter Zeitdruck wirkt die Empfehlung plausibel. Der Arzt übernimmt sie in die Verordnung.

Was er nicht aktiv erfragt: Der Patient hat vor zehn Tagen vom Hausarzt Fluconazol gegen eine Pilzinfektion erhalten. Das Antimykotikum hemmt CYP3A4, der Opioidspiegel steigt dadurch erheblich an. Die Information steht nicht im Kliniksystem. Die KI hatte keinen Zugriff darauf. Nur die Anamnese hätte sie zutage gefördert.

Die ***reflexhafte Delegationsschleife*** *schließt sich nicht durch Systemversagen, sondern durch den fehlenden Haltepunkt, also die Frage, die der Arzt dem Patienten hätte zusätzlich stellen müssen. Hier tarnt sich die Delegationsschleife als Effizienz und trägt so eine Fehlentscheidung über Schicht-, Abteilungs- und Berufsgrenzen hinweg.*

Klinische Kontrollfrage
Habe ich diese Maßnahme gerade selbst aktiv entschieden? Oder habe ich auf eine plausibel formulierte Systemantwort reflexhaft reagiert, ohne sie eigenständig zu prüfen?

Von der plausiblen Empfehlung zur unkritischen Umsetzung

KI wirkt auf der Handlungsebene nicht nur auf das Denken, sondern auf den Ablauf. Sie stößt die Diagnostik an, beeinflusst die Medikation, verschiebt Prioritäten, beschleunigt Entlassungen. Ein Vorschlag zur Labordiagnostik wirkt harmlos, er erzeugt aber Folgediagnostik. Ein falsch positiver Befund erzeugt eine weitere Abklärung. Eine unpassende Risikoeinschätzung verändert die Überwachung, die Aufenthaltsdauer und den Therapiepfad. Diese Prozesskette ist nicht theoretisch; sie läuft täglich ab, still und ohne erkennbaren Bruch.

In der Medikation bleibt die klinische Individualisierung eine genuin menschliche Aufgabe: Nieren- und Leberfunktion, Gebrechlichkeit, Begleitmedikation, Sturzrisiko, Therapieziel, Patientenwille, diese Parameter sind nicht immer direkt aus eingegebenen Daten ableitbar.

Fällt die aktive Prüfung aus, entsteht hier eine stille Handlungsverschiebung. Denn was dokumentiert ist, wirkt wie bereits entschieden. Was entschieden wirkt, wird seltener neu geöffnet.

Alarmmüdigkeit (Alert Fatigue) und Empfehlungsermüdung

Drew et al. (2014) dokumentierten bei 461 erwachsenen Intensivpatientinnen und -patienten innerhalb von 31 Tagen 2.558.760 eindeutige Monitoralarme, 88,8 % der 12.671 annotierten Arrhythmiealarme waren falsch positiv. Monitoralarme und KI-Vorschläge sind unterschiedliche Phänomene. Doch als Analogie für die Entstehung von Ermüdung gegenüber Warnsignalen bleibt der Befund klinisch verwertbar.

Wenn digitale Hinweise zu häufig erscheinen, zu undifferenziert oder zu wenig priorisiert, entsteht eine vergleichbare Abstumpfung beim medizinischen Personal. – Anfangs liest man sorgfältig, später überfliegt man. Irgendwann klickt man bloß noch weiter.

Diese Entwicklung bezeichne ich als ***Empfehlungsermüdung***, denn sie bewirkt die zunehmende Abstumpfung gegenüber KI-Hinweisen bei hoher Ausgabefrequenz. Daraus entsteht ein strukturelles Paradoxon: Auf der Kognitionsebene kann dieselbe KI durch sprachliche Autorität zu viel Vertrauen erzeugen, auf der Handlungsebene dagegen durch eine Überfülle an Signalen zu wenig Aufmerksamkeit. Das System beschleunigt Entscheidungen und verdrängt gleichzeitig die Überprüfung. Nicht als Fehlfunktion, sondern als vorhersehbare Folge unreflektierter Nutzung.

Dokumentation als Verantwortungsort

Gehen KI-Vorschläge in klinische Maßnahmen über, muss die menschliche Begründung sichtbar bleiben – nicht nur juristisch, sondern vor allem klinisch. Eine Maßnahme, die nicht begründet werden kann, ist nicht ausreichend entschieden. Die Dokumentation hält nicht fest, was getan wurde. Sie muss aber erkennbar machen, warum.

Der Unterschied ist konkret: „KI empfiehlt CT-Angiographie“ – hier spricht das System.

„CT-Angiographie indiziert aufgrund akuter fokal-neurologischer Symptomatik, plötzlichem Beginn und vaskulärem Risikoprofil; KI-Hinweis geprüft und klinisch bestätigt" – hier entscheidet die behandelnde Person. Derselbe Maßstab gilt für Medikation, Entlassung und Verlaufsempfehlungen: ***Wer nur dokumentiert, was das System vorgeschlagen hat, der dokumentiert keine klinische Entscheidung.***

Die Regel der Handlungsebene

Eine KI-Empfehlung darf eine Entscheidung vorbereiten. Sie darf sie jedoch nicht ersetzen. In Hochrisikosituationen reicht Plausibilität nicht aus, bei der Medikation, Antikoagulation, Opioidtherapie, der Entlassungsplanung, bei einer intensivmedizinischen Eskalation oder Deeskalation, in der Notfalldiagnostik, bei neurochirurgischen Akutfällen oder in Bezug auf palliative Therapieziele.

In all diesen Kontexten umfasst klinische Verantwortung mehr als bloße algorithmische Mustererkennung: Priorisierung, Zumutbarkeit, Patientenwille, Risikoabwägung oder Folgenverantwortung. – ***KI darf nicht der Ort werden, an dem Verantwortung verschwindet.***

> **Klinische Kontrollfrage**
> *Kann ich diese Maßnahme unabhängig von der KI klinisch begründen? – Wenn nein, ist sie nur ein übernommener Vorschlag, und genau das ist zu wenig.*

Sichere KI-Nutzung bedeutet nicht, möglichst viele Vorschläge umzusetzen. Sie bedeutet, jeden relevanten Vorschlag dort anzuhalten, wo er zur Maßnahme werden soll. Dort muss der Mensch wieder sichtbar werden.

Die KI-Achse: Allgemeine und modellabhängige Fehlermuster 5

KI-Systeme werden häufig als „Werkzeuge“ bezeichnet. Dieser Begriff ist zu grob. Ein modernes KI-System reagiert empfindlich darauf, welche Daten wir eingeben, welche Hypothese wir bereits im Kopf haben und wie wir die klinische Situation sprachlich rahmen. Dieselbe Patientengeschichte kann je nach Fragestellung in unterschiedliche Antwortkorridore gelenkt werden.

Die ***KI-Achse*** bildet die zweite Analyseachse für Fehlermuster im Drei-Achsen-Modell. Auf ihr liegt nicht der gesamte Fehler, aber ein klinisch folgenreicher Anteil. Die Forschung zu Automation Bias zeigt, dass klinische Anwender fehlerhafte Hinweise übernehmen und eigene korrekte Einschätzungen revidieren können (Goddard et al. 2012; Challen et al. 2019; Abdelwanis et al. 2024). Die KI-Achse beschreibt diese spezifische Fehleranfälligkeit, die durch unvollständige Angaben, vorgeprägte Hypothesen, verzerrte Daten, sprachliche Rahmung oder durch eine Modelllogik entsteht, die nicht auf klinische Wahrheit, sondern auf mathematische Zielgrößen hin optimiert ist.

Klinisch reicht es daher nicht, allgemein von „der KI“ zu sprechen. Denn Sprachmodelle, regelbasierte klinische Entscheidungsunterstützungssysteme (***Clinical Decision Support System; CDSS***), bildanalytische Algorithmen, prädiktive Risikomodelle und robotisch-navigationsgestützte Assistenzsysteme erzeugen jeweils unterschiedliche Risiken und müssen darum auch unterschiedlich geprüft werden. Singh et al. (2025) analysierten 1016 FDA-Autorisierungen KI-/ML-gestützter Medizinprodukte, die bis zum 20. Dezember 2024 gelistet waren. In dieser Analyse blieb die quantitative Bildanalyse die häufigste Anwendung, denn LLM-basierte Produkte waren zum Untersuchungszeitpunkt noch gar nicht vertreten.

A. E. Elsharkawy, *KI in der Medizin - Fehlerquellen und Fehlermuster*, essentials, https://doi.org/10.1007/978-3-662-74123-8_5

Die ***KI-Achse*** gliedert sich daher in zwei Ebenen. Die erste Ebene beschreibt allgemeine KI-Fehlermuster, zu denen Kontextverengung, Biasverstärkung, Zielverschiebung, Halluzination, Zustimmungsneigung und scheinbare Präzision zählen, die zweite Ebene dagegen modellabhängige Fehlermuster, die je nach Architektur, Datenbasis und klinischem Einsatzkontext unterschiedlich wirken.

Wichtig!
Die KI antwortet nie auf den Patienten selbst, sondern sie antwortet auf unsere digitale Darstellung des Patienten.

5.1 Allgemeine KI-Fehlermuster: Was viele KI-Systeme gemeinsam haben

Allgemeine KI-Fehlermuster entstehen aus der Logik datenbasierter und generativer Systeme. Das System verarbeitet nicht die klinische Wirklichkeit selbst, sondern eine verdichtete, gefilterte und häufig unvollständige Darstellung dieser Wirklichkeit. Genau darin liegt seine Stärke. Aber genau darin liegt auch sein Risiko.

Eingabe und Datenbasis: Kontextverengung und Biasverstärkung

Ein KI-System sieht nur das, was wir ihm zeigen. Die Frage „Passt das zu einer diabetischen Polyneuropathie?“ öffnet einen ganz anderen Antwortkorridor, als wenn die Frage lautet: „Welche zentralen und peripheren Ursachen müssen bei beidseitigen Parästhesien ausgeschlossen werden?“ Die erste Formulierung lädt zur Bestätigung ein. Die zweite zwingt zur differenzialdiagnostischen Breite. ***Interaktive Kontextverengung*** bedeutet, dass eine klinische Vorannahme digital weitergereicht, sprachlich geglättet und als scheinbar neutrale Antwort zurückgegeben wird. Die KI korrigiert dann nicht die Ausgangsannahme. Sie stabilisiert sie. Die KI validiert eine potenziell falsche Richtung, anstatt Alternativen aufzuzeigen.

Ein noch tieferes Problem liegt in der ***Biasverstärkung***, denn KI-Systeme können Verzerrungen reproduzieren, die bereits in Trainingsdaten, Dokumentationssystemen und Versorgungspfaden angelegt sind. Obermeyer et al. (2019) zeigten, dass ein in den USA breit eingesetzter Algorithmus zur Versorgungssteuerung Schwarze Patientinnen und Patienten systematisch unterschätzte, weil als

Trainingsdaten historische Gesundheitskosten als Ersatzgröße für die Krankheitsschwere verwendet wurden. Wong et al. (2021) zeigten an einem proprietären Sepsis-Vorhersagemodell, dass die externe Validierung eine deutlich schwächere Modellleistung ergab als erwartet, mit unzureichender Diskrimination, einer relevanten Zahl nicht erkannter Sepsis-Fälle und einer erheblichen Alert-Belastung. Seyyed-Kalantari et al. (2021) dokumentierten bei KI-Modellen zur Thorax-Röntgen-Befundung systematische Unterdiagnose-Verzerrungen in unterversorgten Patientengruppen.

Die KI kann Fehlentscheidungen der Vergangenheit als scheinbar objektive Information zurückspielen. Bringt die behandelnde Person dieselbe Vorannahme mit, entsteht daraus kein Korrektiv. Mensch und Maschine teilen in solchen Fällen denselben blinden Fleck.

Verarbeitung: Zustimmungsneigung und Zielverschiebung

Generative Sprachmodelle wie GPT, Gemini, Claude oder Llama-Familie erkennen keine klinische Wahrheit im ärztlichen Sinn. Sie berechnen sprachlich wahrscheinliche Antworten und erzeugen daraus Texte, die kohärent, plausibel und anschlussfähig wirken. Eine Antwort kann fachlich überzeugend klingen, obwohl die medizinische Aussage unvollständig, verzerrt oder falsch ist. Stärke und Risiko liegen hier am selben Ort (Thirunavukarasu et al. 2023).

Zustimmungsneigung (Sycophancy): LLM-basierte Systeme neigen dazu, menschliche Vorannahmen zu bestätigen und Widerspruch zu vermeiden. Chen et al. (2025) zeigten, dass diese Tendenz in medizinischen Kontexten zu falschen Informationen führt. Kim et al. (2026) wiesen nach, dass Modelle in Mehrfachdialog-Konversationen den Standpunkt des Nutzers zunehmend übernehmen. Die behandelnde Person fragt nicht neutral. Das Modell bestätigt die implizite Richtung der Frage. Wer das System mit einer Vorannahme füttert, erhält sie zurück sprachlich geordnet und scheinbar geprüft.

Zielverschiebung: Systeme, die auf menschliche Rückmeldungen optimiert werden (RLHF), zeigen subtile Verschiebungen im Ausgabeverhalten. Sie verschieben die Ergebnisse jeweils in Richtung auf eine hohe Nutzerzufriedenheit und nicht in Richtung klinische Treffsicherheit. – Was überzeugt und gefällt, muss also nicht stimmen!

Strukturelle Kontextverengung: Liu et al. (2024) zeigten, dass Sprachmodelle relevante Informationen aus der Mitte langer Kontextfenster systematisch schlechter verarbeiten als Informationen am Anfang oder Ende. Dieses Phänomen wird als „Lost in the Middle" beschrieben. In bestimmten experimentellen Settings mit langen Kontextfenstern sinkt die Genauigkeit deutlich, teils um mehr als 30 %, sobald die klinisch relevante Information von den Rändern in die Mitte wandert. Klinisch heißt das: Das Modell überhört, was nicht prominent platziert ist. Eine frühere Diagnose, ein atypischer Verlauf, eine beiläufige Patientenaussage aus der Anamnese: Alles, was in der Mitte liegt, wird leiser. Was am Rand steht, gewinnt Gewicht. Was in der Mitte steht, verschwindet leichter. Die Datenbasis schrumpft im Stillen. Die nachfolgende Entscheidung beruht dann auf einer Auswahl, die das System selbst erzeugt hat.

Ausgabe: Halluzination und scheinbare Präzision

Halluzination bezeichnet die Produktion inhaltlich falscher, aber sprachlich überzeugender Ausgaben (Ji et al. 2023). Klinisch betrifft das etwa erfundene Dosierungsangaben, nicht existente Leitlinienaussagen bzw. falsch attribuierte Studienergebnisse. Die Gefahr liegt hier nicht im erkennbaren Fehler, sondern sie liegt im Unerkennbaren: Man kann eine halluzinierte Quelle von einer echten kaum unterscheiden, wenn man sie nicht kennt. Leider ist genau das der Regelfall.

Sycophancy verstärkt diesen Effekt: Das Modell kann falsche medizinische Informationen erzeugen oder stützen, um einer unlogischen Anfrage nachzukommen, anstatt die Inkonsistenz klar zu benennen (Chen et al. 2025).

Scheinbare Präzision entsteht dann, wenn numerische Ausgaben Wahrscheinlichkeitsprozente, Risikoklassifikationen oder Grenzwerte eine Exaktheit suggerieren, die das Modell nicht besitzt. Zahlen erzeugen Vertrauen, unabhängig von ihrer Grundlage. Die klinische Prüfung verlangt daher eine Unterscheidung dort, wo sie das System selbst nicht trifft: „Das System nennt einen Wert." ist nicht dasselbe wie „Dieser Wert ist klinisch abgesichert." – Das genaue Hinsehen ist also gerade bei den scheinbar plausiblen Ausgaben wichtig und nicht nur bei offensichtlich falschen Daten.

Strategisches Verhalten: Warnsignal für Aufsicht, keine klinische Routinegefahr

Meinke et al. (2024) berichteten, dass bestimmte Frontier-Modelle auch zu kontextabhängigem Täuschungsverhalten fähig sind. Hubinger et al. (2024) beschrieben sogenannte „Sleeper-Agent-Strukturen", bei denen ein KI-Modell unauffällig bleibt und sein Verhalten erst durch einen definierten Auslöser, etwa durch einen bestimmten Datums- oder Einsatzkontext, verändert.

Diese Befunde sind für KI-Aufsicht und regulatorische Rahmenbedingungen relevant. Als unmittelbare Alltagsgefahr klinischer Anwender sind sie nicht einzustufen, wohl aber als Teil eines informierten Systemverständnisses, das Aufsichtsstrukturen informiert.

5.2 Modellabhängige Fehlermuster: Warum nicht jede KI gleich irrt

Jede KI-Architektur erzeugt ein spezifisches Risikoprofil. Und eine klinische Prüfung, die das ignoriert, prüft am falschen Ort.

Sprachmodelle (LLMs): Halluzination, Zustimmungsneigung und Kontextverengung sind architekturtypisch (Ji et al. 2023; Chen et al. 2025; Liu et al. 2024). Keine Dosierungsangabe oder Leitlinienaussage darf daher ohne eine externe Verifikation übernommen werden. Das gilt nicht nur bei offensichtlich unplausiblen Ausgaben, sondern gerade bei plausiblen oder plausibel klingenden.

Bildanalytische Systeme: Verzerrungen entstehen durch unrepräsentative Trainingsdaten. Koçak et al. (2025) und Tejani et al. (2024) dokumentieren in Übersichtsarbeiten systematische Unterperformanz bei unterrepräsentierten Gruppen und abweichenden Bildqualitäten. Gute AUC-Werte aus validierten Studienpopulationen gelten nicht automatisch für das eigene Patientenkollektiv. Wer das annimmt, validiert nicht, er hofft.

Scoring- und Risikomodelle: Die zentrale Fehlerquelle ist die Fehlkalibrierung auf nicht repräsentative Populationen. Externe Validierung ist keine Kür. Wong et al. (2021) illustrieren, wie ein formal valides Sepsis-Modell in einem anderen Versorgungskontext systematisch versagt. Und zwar nicht, weil das Modell schlecht konstruiert war, sondern weil die Zielpopulation nicht der Validierungspopulation entsprach.

Robotisch-navigationsgestützte Systeme: Mechanische, sensorische und algorithmische Fehlerquellen treten hier kumulativ auf und keiner der Fehler kündigt sich gesondert an. Ein Registrierungsfehler im Navigationssystem, eine Drift im intraoperativen Tracking oder eine Abweichung zwischen präoperativem Planungs-CT und intraoperativer Anatomie können sich gegenseitig verstärken, ohne dass das System einen Alarm auslöst.

Cho et al. (2026) beschreiben darum für die robotisch assistierte Neurochirurgie und Orthopädie spezifische Anforderungen an die ***menschenzentrierte Absicherung (Human-Centered Assurance)***. Entscheidend ist dabei nicht die formale

Anwesenheit eines Menschen, sondern eine reale Überwachungs- und Eingriffsfähigkeit durch ärztliches Personal. Kontrolle besteht nur dort, wo der Operateur den Ablauf versteht, Abweichungen erkennt und jederzeit intervenieren kann.

5.3 Konsequenz für die KI-Achse

Fehler im System haben Struktur. Wer die Architektur kennt, erkennt das Fehlermuster früher. Klinische Prüfung bedeutet folglich nicht nur: „Ist das Ergebnis plausibel?“, sondern auch: „Welchen Fehlertyp könnte dieses System gerade produzieren?“ – Ein Sprachmodell halluziniert ganz anders als ein Bildanalysesystem. Ein Scoring-Modell kalibriert anders als ein LLM. Darum muss der Prüfschritt immer auch dem jeweiligen System entsprechen und nicht der eigenen Erwartung des medizinischen Personals.

Wichtig!
Eine KI kann Hypothesen ordnen, Differenzialdiagnosen erweitern, Muster erkennen und Prozesse beschleunigen. Sie kann aber nicht entscheiden, wer dieser Patient ist, was er fürchtet, was er verträgt und welche Maßnahme in seiner konkreten Situation verantwortbar ist. – Diese Grenze ist keine technische Limitation. Sie ist der Ort, an dem Medizin beginnt!

6 Emergenz-Achse: Wenn aus Einzelmechanismen ein klinisches Risiko wird

Die Emergenz-Achse bildet im Drei-Achsen-Modell keine weitere Fehlerquelle, sondern eine andere Fehlerqualität ab. Das Risiko entsteht hier weder aus einer isolierten Fehlleistung der behandelnden Person noch aus einem technischen Defekt, sondern es entsteht in der Kopplung beider Systeme. Der gemeinsame Fehler ist also hier das Risiko.

Die folgenden Konzepte beruhen auf einer integrativen Modellierung etablierter Befunde aus menschlichen Einflussgrößen („Human Factors"), Automation Bias, kollektiver Kognition, soziotechnischer Systemtheorie und klinischer Erfahrungsanalyse. – Dabei handelt es sich um analytische Konzepte und nicht um empirisch validierte Fehlerkategorien.

6.1 Emergenter Interaktionsfehler

Den Gesamtmechanismus bezeichne ich als einen ***Emergenten Interaktionsfehler (Emergent Interaction Error)***, also ein Fehlermuster, das sich weder auf einen einzelnen menschlichen Irrtum noch auf einen isolierten maschinellen Fehler reduzieren lässt, sondern erst in der Interaktion beider Systeme entsteht. Drei Merkmale kennzeichnen diesen Fehlertyp: Die digitale Bestätigung erhöht die Plausibilität einer Annahme, konsistente Dokumentationsketten erschweren deren nachträgliche Identifizierung und mehrere beteiligte Personen und Systeme stabilisieren den Fehler soziotechnisch, sodass er zur geteilten Wirklichkeit wird.

Der Emergente Interaktionsfehler durchläuft typischerweise drei Phasen: Am Anfang steht in der Regel eine schwache Ausgangsannahme beim ersten

A. E. Elsharkawy, *KI in der Medizin - Fehlerquellen und Fehlermuster*, essentials, https://doi.org/10.1007/978-3-662-74123-8_6

Patientenkontakt: eine unvollständige Anamnese, eine vorschnelle Hypothese, eine ungeprüfte KI-Ausgabe. In der Stabilisierungsphase diffundiert diese anfängliche Annahme durch Dokumentation, Übergabe, erneute KI-Einspeisung und Bestätigungsrückkopplung in den gesamten Behandlungspfad. In der Manifestationsphase wird letztendlich aus der anfänglichen Schieflage eine Fehldiagnose oder Fehltherapie, deren klinischer Verlauf sich nicht mehr ohne weiteres auf den Ausgangsfehler zurückführen lässt. – Der Ursprung verschwindet. Aber die Konsequenz bleibt.

6.2 Schleichende Fehlereskalation

Ein ***Emergenter Interaktionsfehler*** kann akut auftreten. Häufiger verläuft er schleichend: Mehrere Teilentscheidungen, jede für sich begründbar, verdichten sich zu einer klinisch relevanten Fehlentwicklung. Genau darin liegt der Unterschied zu klassischen medizinischen Fehlerketten: ***Die Fehlentwicklung bleibt unsichtbar, weil sie im System als Effizienz erscheint.***

Leitliniennähe, digitale Kohärenz und glatte Dokumentationsketten erzeugen hier den Eindruck von Sicherheit, obwohl der Fall klinisch nie ausreichend geöffnet wurde. Dadurch wird in diesem Fall nur eine scheinbare Sicherheit simuliert.

Fallbeispiel: Schleichende Fehlereskalation – das thorakale Meningeom

Eine 67-jährige Patientin mit langjährigem Diabetes mellitus Typ 2 stellt sich mit zunehmender Gangunsicherheit und beidseitigen Parästhesien der Beine vor. Die behandelnde Person nutzt zur Strukturierung ein klinisches Entscheidungssystem und gibt Diabetes mellitus, bilaterale Parästhesien und Gangunsicherheit ein. Das System priorisiert die diabetische Polyneuropathie, generiert einen formal leitliniennah wirkenden Pfad: glykämische Optimierung, Pregabalin, Verlaufskontrolle in sechs Wochen. Die hohe digitale Kohärenz dieser Ausgabe führt dazu, dass die körperliche Untersuchung unbewusst verkürzt wird. Eine differenzierte Exploration der Propriozeption (Rydel-Seiffer-Stimmgabeltest, Lagewahrnehmung der Zehen), die systematische Prüfung der Muskeleigenreflexe und das Screening pathologischer Reflexe (Babinski-Zeichen) unterbleiben.

Vier Wochen später stellt sich die Patientin außerplanmäßig erneut vor: Die Gangstörung hat manifest zugenommen, besonders bei Dunkelheit; eine diffuse Beinschwäche ist neu aufgetreten. Weil die Primärdiagnose im System als stabile Arbeitsdiagnose hinterlegt ist, erfolgt keine kritische Re-Evaluation. Die behandelnde Person ordnet die progrediente Schwäche als Pregabalin-Nebenwirkung ein, die Gangunsicherheit als Progression der Afferenzstörung. Ein Routine-MRT der LWS wird mit Termin in vier Wochen veranlasst. Dieses LWS-MRT zeigt altersentsprechende degenerative Veränderungen, jedoch keine Kompression, die die Gangataxie erklären könnte.

Anstatt den diagnostischen Rahmen zu öffnen, führt die systemische Verfestigung zu einer Hilfshypothese: „peripher-neuropathische Ataxie, verstärkt durch eine degenerative LWS-Komponente." – Erst nach zwölf Wochen, als die Patientin mit spastisch betonter Paraparese und Blasenentleerungsstörung als Notfall stationär aufgenommen wird, offenbart ein dringliches Ganzsäulen-MRT die eigentliche Ursache: ein intraspinales thorakales Meningeom auf Höhe BWK 8 mit fortgeschrittener Kompressionsmyelopathie. Die algorithmische Plausibilität blockierte über drei Konsultationen den klinischen Zweifel. Der Fehler basierte auf einer Kette in sich geschlossener, logischer, digital dokumentierter Schritte, errichtet auf dem Fundament eines unvollständig explorierten Falls. Das Meningeom wuchs zwölf Wochen weiter, die neurologische Prognose verschlechterte sich. – Eine vollständige neurologische Untersuchung beim Erstkontakt oder eine echte Re-Evaluation bei der zweiten Vorstellung hätte den Pfad rechtzeitig geöffnet!

6.3 Der Zerfall des Zweitmeinungsprinzips

Ein kritisches Fehlermuster in der digitalen Medizin betrifft das schleichende Ausbleiben diagnostischer Evaluation, also den *Zerfall des Zweitmeinungsprinzips*. Das Hinterfragen einer etablierten Arbeitshypothese gehört zu den primären Sicherheitsmechanismen der klinischen Medizin, besonders vor invasiven Entscheidungen. Eine echte Zweitmeinung wirft einen unabhängigen Blick auf denselben Fall und zwingt zur erneuten Begründung.

Mit hochleistungsfähigen Entscheidungssystemen vollzieht sich hier allerdings eine epistemische Verschiebung: Die behandelnde Person verwechselt die schnelle, sprachlich überzeugende KI-Antwort leicht mit einer echten Re-Evaluation. Tatsächlich verarbeitet die KI ausschließlich das Material, das ihr digital verfügbar gemacht wird. Sie besitzt nämlich keinerlei „Antennen" für das Nicht-Erhobene, Nicht-Dokumentierte oder das klinisch nur im unmittelbaren Patientenkontakt Wahrnehmbare.

Der Zerfall des Zweitmeinungsprinzips verändert die klinische Sicherheit somit auf drei Ebenen:

- ***Fehlinterpretation der Zusammenarbeit:*** Ein medizinischer Kollege oder eine Kollegin bringt einen eigenständigen Blick ein und kann dadurch den Satz „Das passt für mich nicht zusammen" artikulieren. Eine KI widerspricht nicht aus einer klinischen Unruhe heraus. Solange sie nicht explizit als Gegenprüfer eingesetzt wird, unterfüttert sie immer zunächst die vorhandene Denkrichtung.
- ***Erosion der Korrekturinstanz:*** Die behandelnde Person glaubt, eine zusätzliche Sicherung eingebaut zu haben, erhält strukturell aber nur eine zweite Form der Bestätigung. Folglich verschiebt sich die Bedeutung der leitenden Kontrollfrage, sie lautet dann nicht mehr: „Stimmt meine Diagnose?", sondern meint: „Kann die KI sie plausibel erklären?"
- ***Stillstand der Re-Evaluation:*** Der Prüfprozess unterbleibt hier ganz, weil die behandelnde Person ihn in ihrem mentalen Arbeitsmodell als „bereits durch die Technik erfolgt" verbucht.

6.4 Synchronisierte Fehlorientierung: Der doppelte blinde Fleck

Bleibt die Re-Evaluation aus, steuert das soziotechnische Gefüge auf eine ***synchronisierte Fehlorientierung*** zu. Dies ist die akute Form dessen, was bereits vorne im Abschn. 4.1 als ***bio-digitaler Blindfleck*** eingeführt wurde. In einer einzelnen Entscheidungssituation kollabiert das klinische Kontrollsystem, weil sich der blinde Fleck der behandelnden Person und der des algorithmischen Systems decken. Das Risiko liegt in der trügerischen Objektivität. Der Fehler wirkt belastbarer, weil er scheinbar aus zwei differenzierten Richtungen bestätigt wurde: Nämlich aufgrund der klinischen Intuition des Menschen und der datenbasierten Analyse der Maschine.

Maschinelle Lernmodelle generieren ihre Klassifikationen aus historischen Datensätzen und replizieren dabei auch die darin verankerten Verzerrungen. Empirische Untersuchungen belegen, wie solche Bias-Mechanismen zur systematischen Unterbewertung spezifischer Risiken oder Patientengruppen führen (Obermeyer et al. 2019; Wong et al. 2021; Seyyed-Kalantari et al. 2021). Trifft diese Selektivität auf eine behandelnde Person mit identischen unbewussten Vorannahmen, etabliert sich eine wechselseitige Verstärkung, deren Resultat dann später keiner der beiden Seiten mehr allein zuzurechnen ist.

Hier zeigt sich die qualitative Differenz zur menschlichen Teamarbeit: Sagt eine Teamkollegin: „Irgendetwas an dieser Geschichte passt mir nicht!", bringt sie damit eine heilsame Irritation in ein viel zu glattes Bild. Einem algorithmischen System fehlt diese spontane Skepsis, denn es modifiziert seine Richtung nur, wenn es durch gezielte abweichende Dateneingabe gegen den primär berechneten Wahrscheinlichkeitskorridor gezwungen wird. Ohne diesen klinischen Impuls bleibt es eine reine Bestätigungsmaschine. In der ***synchronisierten Fehlorientierung*** liefert die Technik das wissenschaftlich anmutende Siegel für den gemeinsamen Tunnelblick.

Wichtig!
Die synchronisierte Fehlorientierung ist die gefährlichste Manifestationsform des bio-digitalen Blindflecks: Sie simuliert maximale Absicherung, während sie die Ausschaltung aller klinischen Kontrollmechanismen maskiert. Im klinischen Verlauf muss verbindlich gefragt werden: „Welche vom System unabhängige menschliche Instanz hat diesen Fall und seine Rohdaten zuletzt vollständig neu geöffnet?“ Ein Entscheidungsunterstützungssystem (CDSS) wird erst zur Sicherheitsinstanz, wenn die behandelnde Person es gezielt gegen die eigene Vorannahme einsetzt.

6.5 Langfristige Anpassungen: Kumulative Technikblindheit im klinischen Alltag

Was in Abschn. 6.2 als episodische Eskalation beschrieben wurde, verdichtet sich über Jahre zu einer strukturellen Veränderung der klinischen Arbeit. Viele Fehler im Alltag entstehen nicht aus einzelnen Ereignissen, sondern aus wiederholten Interaktionsmustern. Der bio-digitale Blindfleck ist weder allein im Menschen noch allein im Algorithmus verortet, er liegt in der dauerhaften gemeinsamen Arbeitsstruktur. Gerade wegen der Langsamkeit dieser Anpassungen bleiben solche Fehler lange unsichtbar: Die Zusammenarbeit wirkt effizient, doch sie verändert schrittweise, wie medizinische Teams denken, prüfen, zweifeln und Entscheidungen absichern.

Der Automation Bias greift in der klinischen Medizin besonders tief ins System ein, weil Entscheidungen hier nicht nur datenbasiert, sondern meistens auch kontextabhängig, körperlich, kommunikativ und verantwortungsgebunden sind (Cabitza et al., 2017; Lyell und Coiera, 2017; Lyell et al., 2017). Aus der langfristigen Anpassung an KI-gestützte Arbeitsabläufe können daher Fehlertypen entstehen, die weder typisch menschlich noch rein algorithmisch sind:

1. ***Kumulative Technikblindheit:*** *Verlust unabhängiger klinischer Verifikation.* Mit zunehmender Dauer der Mensch-KI-Zusammenarbeit verschiebt sich die Rolle klinischer Expertise. Langfristig kann daraus eine Verifikationsatrophie entstehen, also der schleichende Verlust aktiver, unabhängiger Prüfung. Die behandelnde Person interpretiert kleine Inkonsistenzen als tolerierbares Hintergrundrauschen; atypische Verläufe und seltene Differenzialdiagnosen erkennt sie verspätet.
2. ***Chronische Konsensillusion:*** *Abschwächung des inneren Widerspruchs.* Was im Abschn. 6.4 als synchronisierte Fehlorientierung im Einzelfall beschrieben wurde, verfestigt sich bei langfristiger Kooperation mit hochplausiblen KI-Systemen zu einer chronischen Haltung. Sichere Medizin entsteht aus produktivem Zweifel; durch die andauernde algorithmische Bestätigung kann dieser Reibungsprozess abnehmen. Die Entscheidung wirkt dann belastbar, nicht weil sie intensiv hinterfragt wurde, sondern weil Mensch und Algorithmus früh dieselbe Ausgangsannahme teilten.
3. ***Reduktion nicht-algorithmischer Warnsignale:*** Ein erheblicher Teil klinischer Realität entzieht sich der Digitalisierung: die subtile Unsicherheit in der Stimme eines Patienten, feinste Verhaltensänderungen, affektive Inkonsistenzen, das unscharfe Gefühl einer drohenden Verschlechterung. Mit zunehmender Orientierung an datenbasierten Entscheidungssystemen kann die Aufmerksamkeit für solche Signale abnehmen, besonders in der Schmerzmedizin, der Psychiatrie, der Geriatrie, in der Palliativmedizin, Allgemeinmedizin und in der Notfallversorgung.
4. ***Kontextblinde Therapiebestätigung:*** Formt die Mensch-KI-Interaktion den Behandlungsprozess zu einer strukturierten Empfehlungskette um, kann der therapeutische Kontext an Bedeutung verlieren. Bleibt der Therapieerfolg aus, interpretiert die behandelnde Person das Problem als diagnostisches oder medikamentöses Versagen, obwohl die eigentliche Ursache im Verlust therapeutischer Beziehungselemente liegen könnte.
5. ***Epistemisches Verantwortungsvakuum:*** Die organisatorische und juristische Verantwortung bleibt formal verteilt, aber die epistemische Verantwortung und das tatsächliche, tiefe Verstehen des Falls verlieren jeweils ihren klaren Träger. Jeder begleitet dann den Prozess, doch immer seltener fühlt sich ein Einzelner verpflichtet, die Grundannahme des gesamten Falls noch einmal radikal infrage zu stellen.

Der ***bio-digitale Blindfleck*** ist kein technisches Randproblem, sondern vielmehr ein klinisches Strukturproblem, das jeweils dort entsteht, wo Entlastung zur Gewöhnung wird, Gewöhnung zur Verkürzung und Verkürzung zur neuen Normalität.

Die Antwort ist also nicht der Einsatz von weniger Technik, sondern sie liegt in einer klinischen Kultur, die diese schleichende Verkürzung sichtbar macht und unterbricht, bevor sie zur unsichtbaren Routine wird.

Fallbeispiel: Der KI-vorinformierte Patient – wenn die entscheidende Information fehlt

Ein 42-jähriger Mann stellt sich mit starken lumbalen Rückenschmerzen vor, die ins rechte Bein ziehen. Er berichtet über Taubheitsgefühle im lateralen Unterschenkel und Schmerzverstärkung beim Sitzen. Noch bevor die Anamnese richtig beginnt, sagt er: „Ich habe das schon mit einer KI geprüft. Es passt ziemlich genau zu einem Bandscheibenvorfall. Die KI hat auch nach Warnzeichen gefragt. Und da war eigentlich nichts Auffälliges."

Klinisch wirkt der Fall stimmig: Alter, Schmerzcharakter, Ausstrahlung, Belastungsbezug und sensible Beschwerden passen zu einer lumbalen Radikulopathie. Das Entscheidungssystem priorisiert ebenfalls einen Bandscheibenvorfall. Der behandelnde Arzt beginnt eine konservative Therapie und plant ein MRT der LWS.

Die KI des Patienten hatte tatsächlich nach Red Flags gefragt: Fieber? Nein. – Bekannte Tumorerkrankung? Nein. – Blasen- oder Mastdarmstörung? Nein. – Lähmungen? Nein. – Der Patient klickte sich durch die Abfrage. Seine frühere starke Raucheranamnese erwähnte er nicht, er rauchte seit Jahren nicht mehr. Den Gewichtsverlust erklärte er sich mit Appetitlosigkeit wegen der Schmerzen. Nachtschweiß erhob die KI nicht aktiv. Sie sah eine plausible, aber unvollständige Version des Falls.

Acht Wochen nach der Erstvorstellung zeigt das MRT keine Bandscheibenproblematik, sondern osteolytische Metastasen der LWS. Die anschließende Diagnostik führt zur Diagnose eines nicht-kleinzelligen Bronchialkarzinoms. Der bio-digitale Blindfleck wirkte hier durch seine gefährliche Plausibilität. Ein 42-Jähriger mit einschießendem Rückenschmerz und Beinausstrahlung – das klingt ganz klar nach Bandscheibenvorfall. – Die KI bestätigte diese Spur, die behandelnde Person erkannte ein vertrautes Muster, das Praxissystem stabilisierte den Rahmen. Der Patient verlor acht Wochen, in denen eine frühere Diagnose die therapeutischen Optionen und möglicherweise die langfristige Prognose deutlich verändert hätte.

Eine aktive, KI-unabhängige Anamnese mit gezielter Frage nach Nachtschweiß, Gewichtsverlust und Raucheranamnese hätte den diagnostischen Pfad rechtzeitig geöffnet!

7 Kognitive Souveränität: Wie medizinisches Fachpersonal die KI sicher führt

Die bisher beschriebenen Fehlermuster sind keine unvermeidbaren Technikfolgen. Sie entstehen dort, wo klinische Wahrnehmung, digitale Ausgabe und organisatorischer Druck ungünstig ineinandergreifen. Genau an dieser Schnittstelle lässt sich intervenieren.

Das klinische Leitprinzip dazu ist die ***kognitive Souveränität***. Diese knüpft an eine im ärztlichen Handeln bereits angelegte Form klinischer Autonomie an und sie gewinnt im digitalen Entscheidungsraum eine neue Kontur und Bedeutung, wenn KI aktiv genutzt wird, allerdings ohne Wahrnehmung, Urteil und Verantwortung an das System abzugeben. Eine KI-Ausgabe darf hilfreich, schnell und plausibel sein. Sie bleibt jedoch zunächst nur ein Vorschlag. Die klinische Verbindlichkeit entsteht erst durch die menschliche Prüfung.

Damit ist die kognitive Souveränität zugleich Prophylaxe in Form einer professionellen Haltung, die typische Fehlentwicklungen der Mensch-KI-Kollaboration früh erkennt und unterbricht. Diese Souveränität zeigt sich in kleinen, wiederkehrenden Entscheidungen, etwa in der Anamneseerhebung, in der Auswahl der eingegebenen Informationen, in der Prüfung der KI-Ausgabe oder in der Dokumentation der Verantwortung und in der Bereitschaft, einer plausiblen Empfehlung zu widersprechen. So wird die kognitive Souveränität geradezu zur praktischen Antwort auf das ***Drei-Achsen-Modell***: Auf der Mensch-Achse schützt sie uns vor unvollständigem Input und vorschneller Plausibilität, auf der KI-Achse begrenzt sie den Einfluss sprachlicher Glätte und modellbedingter Verzerrungen, auf der Emergenz-Achse unterbricht sie jene gemeinsamen Fehlerschleifen, in denen Mensch und KI sich gegenseitig bestätigen, ohne dass jemand wirklich noch prüft.

A. E. Elsharkawy, *KI in der Medizin - Fehlerquellen und Fehlermuster*, essentials, https://doi.org/10.1007/978-3-662-74123-8_7

7.1 Vier Grundhaltungen für den Alltag

Kognitive Souveränität beginnt mit vier Grundhaltungen: Auftretende Diskrepanzen aktiv suchen, die eigene Erstwahrnehmung schützen, klinische Kernkompetenzen erhalten und die therapeutische Beziehung bewahren. – Dies sind keine moralischen Appelle, sondern professionelle Sicherungen gegen typische Mensch-KI-Fehlerschleifen, besonders dann, wenn der Arbeitstag lang, der Zeitdruck hoch und die KI-Ausgabe zunächst sehr überzeugend ist.

Diskrepanzen aktiv suchen

Eine KI-Ausgabe ist noch keine fertige Wahrheit, sondern eine strukturierte Hypothese. Gerade wenn sie sprachlich überzeugend wirkt, muss die behandelnde Person den Widerspruch aktiv suchen. Die entscheidenden Fragen lauten: „Was passt hier nicht zusammen?" – „Welche gefährliche Differenzialdiagnose würde übersehen, wenn diese Antwort falsch ist?" – „Welche Annahme steckt bereits in meiner Fragestellung?"

Echte Sicherheit entsteht durch geprüfte Plausibilität und die Bereitschaft, eine Arbeitshypothese ggf. wieder zu öffnen und zu hinterfragen. Sicherheit wird nicht durch geglättete Formulierungen generiert. Eine Frage, die in einer Visite, in der Ambulanz und in der Notaufnahme gleichermaßen trägt, lautet hier: „Müsste ich diese Diagnose verwerfen, welche wäre meine nächste?" – Diese Frage erzeugt epistemische Reibung. Sie zwingt die Mensch-KI-Kollaboration aus der Bestätigungsschleife heraus.

Eine gute KI-Kontrollfragewäre daher nicht nur „Was ist wahrscheinlich?", sondern auch „Welche Red Flags passen nicht zu meiner ersten Hypothese?"

Die eigene Erstwahrnehmung schützen

Die KI darf nicht am Anfang einer klinischen Begegnung stehen. Anamnese, körperliche Untersuchung und erster klinischer Eindruck müssen zunächst vom medizinischen Klinikpersonal eigenständig und persönlich erfolgen. Wer die KI zu früh einschaltet, riskiert eine subtile Vorformung der Wahrnehmung. Und genau dort kann der ***bio-digitale Blindfleck*** entstehen.

Die Reihenfolge ist entscheidend: Zuerst den Patienten sehen, Anamnese und Untersuchung eigenständig durchführen, klinische Arbeitshypothese bilden, erst danach die KI gezielt als Gegenprüfer einsetzen und später das Ergebnis mit Befund, Verlauf, Leitlinie und Verantwortung abgleichen.

Klinische Kernkompetenzen erhalten

Neurologischer Status, kardiopulmonale Untersuchung, Red-Flag-Screening, strukturierte Verlaufsbewertung – diese Fertigkeiten dürfen nicht zu theoretischen Restbeständen einer digitalisierten Medizin werden, denn sie bilden das Fundament klinischer Autorität. Nur wer selbst untersucht, gewichtet und interpretiert, kann eine KI-Ausgabe fundiert beurteilen.

In der Ausbildung und der Weiterbildung wiegt dieser letzte Punkt besonders schwer, weil medizinische Nachwuchskräfte die KI nicht zuerst als Ersatz für noch nicht erworbene Fähigkeiten kennenlernen sollten. Die Studie von Budzyń et al. (2025) zur KI-gestützten Koloskopie liefert dafür ein deutliches Warnsignal, indem sie darauf hinweist, dass die kontinuierliche KI-Nutzung das Verhalten und die Aufmerksamkeit des Untersuchenden mit der Zeit merklich verändert hat.

Alle KI-Systeme lassen sich jedoch nur dort sinnvoll kontrollieren, wo der Mensch das Handwerk noch beherrscht.

Die therapeutische Beziehung bewahren

KI kann Dokumentation erleichtern und Informationen ordnen. Die therapeutische Beziehung kann sie jedoch nicht ersetzen. Gerade bei chronischen Schmerzen, Angst, onkologischen Diagnosen, palliativen Situationen oder funktionellen Beschwerden ist die menschliche Begegnung nicht Beiwerk, sondern ein wichtiger Teil der Behandlung. Studien zeigen, wie stark Erwartung, Vertrauen, Sprache und Beziehung klinische Verläufe und Therapien beeinflussen (Benedetti 2013; Kaptchuk und Miller 2015; Colloca und Barsky 2020).

Die KI sieht diesen Beziehungsraum nicht in seiner vollen Bedeutung. Das Vertrauen zwischen Arzt und Patient entsteht weiterhin durch Präsenz, Zuhören und verlässliche Zuwendung – das ist klinisch relevant und es ist keineswegs romantisch.

Wichtig!
Die vier Grundhaltungen sind kein moralischer Appell, sondern eine professionelle Sicherung gegen typische Mensch-KI-Fehlerschleifen. Das gilt besonders dann, wenn der Arbeitstag lang, der Zeitdruck hoch und die KI-Ausgabe überzeugend ist.

7.2 Institutionelle Voraussetzungen

Kognitive Souveränität braucht Strukturen. Keine Einrichtung kann kritisches Denken erwarten, wenn ihre Abläufe nur Geschwindigkeit und formale Dokumentation belohnen. Wer KI-Systeme in klinische Prozesse integriert, muss daher unbedingt Leitplanken und Prüfpunkte schaffen: klare Zuständigkeiten, dokumentierte Prüfpflicht, lokale Evaluation, Ausbildungsintegration, Auditierbarkeit, tragfähige Fehlerkultur und definierte Stopppunkte bei Hochrisikoentscheidungen. Die spätere Erklärbarkeit allein reicht nicht.

Klare Zuständigkeit. Die KI ist ein Werkzeug und kein Entscheidungsträger. Bleher und Braun (2022) beschreiben, wie die Verantwortung in KI-gestützten Systemen verschwimmt: Die behandelnden Personen verlassen sich auf das System, die Organisation auf den Nutzer, der Hersteller auf den Menschen. Zuständigkeiten müssen darum sichtbar geregelt sein, durch klare Rollen, eine nachvollziehbare Dokumentation und strukturierte Übergabeprozesse.

Dokumentierte Prüfpflicht. Eine KI-Ausgabe darf bei klinisch relevanten Entscheidungen nicht nur „gesehen" werden. Erforderlich ist jeweils auch eine kurze menschliche Begründung: Warum passt der Vorschlag zum Patienten, welche Daten stützen ihn und welche Gegenhypothese wurde bedacht?

Lokale Evaluation. Ein KI-System, das in einer Universitätsklinik funktioniert, muss in einer anderen Versorgungsstruktur nicht dieselbe Leistung zeigen. Wong et al. (2021) wiesen am ***Epic Sepsis Model*** nach, dass ein breit eingesetztes System in unabhängiger Validierung deutlich schlechter abschnitt als vom Hersteller angegeben. Folglich muss jede Einrichtung eigene Validierungsdaten erheben.

Ausbildungsintegration. Der Einsatz von KI darf den Kompetenzerwerb nicht unterlaufen. Anamnese, Untersuchung, Befundinterpretation und differenzialdiagnostisches Denken müssen zunächst ohne digitale Stütze eingeübt werden. Der Einsatz von KI erfolgt erst danach gezielt als zweite Instanz.

Grenzen der Erklärbarkeit. Eine maschinelle Erklärung ist nur dann klinisch wertvoll, wenn die behandelnde Person die Zeit, die Kompetenz und die institutionelle Erlaubnis hat, ihr zu widersprechen. Bansal et al. (2021) zeigen, dass Erklärungen die Teamleistung nicht zuverlässig verbessern und dass sie sogar die Bereitschaft erhöhen können, einer KI-Empfehlung zu folgen, unabhängig von ihrer Korrektheit.

Auditierbarkeit. Alle KI-gestützten Entscheidungen müssen nachträglich rekonstruierbar sein: Eingabedaten, Vorschläge, Prüfungen und abgeleitete Entscheidungen. Ohne Rückverfolgbarkeit lässt sich eine Mensch-KI-Fehlerschleife im Nachhinein weder verstehen noch korrigieren.

Fehlerkultur. KI-bezogene Fehlentwicklungen verlaufen selten spektakulär. Mortalitäts- und Morbiditätskonferenzen, Fallbesprechungen und interdisziplinäre Reviews müssen deshalb die Frage zulassen: Wo genau in der Kopplung von Entscheidungen von medizinischem Fachpersonal, Patient, KI, Dokumentation und Organisation ist eine Entscheidung gekippt?

Definierte Stopppunkte bei Hochrisikoentscheidungen. Bei Hochrisikoentscheidungen darf eine KI-Ausgabe nicht direkt in Diagnostik, Therapie, Dokumentation oder Übergabe weiterlaufen. Zuerst braucht es einen klinischen Stopppunkt: Die Ausgabe wird bewusst geprüft, am konkreten Patienten eingeordnet und verantwortlich dokumentiert. Erst danach darf sie übernommen oder weitergegeben werden. Solche Stopppunkte sind institutionelle Schutzstellen gegen die reflexhafte Delegationsschleife.

7.3 Prüfroutine vor KI-gestützten klinischen Entscheidungen

Damit kognitive Souveränität nicht abstrakt bleibt, braucht sie eine operative Form. Die folgende Prüfroutine (Tab. 7.1) ist also keine Checkliste für jeden Mausklick, sondern sie ist eine kognitive Absicherung vor klinisch relevanten Entscheidungen.

Beispiele für Hochrisikoentscheidungen sind zum Beispiel eine Medikation mit engem therapeutischem Fenster, Antikoagulation, Opioidtherapie, Entlassung, intensivmedizinische Eskalation und Deeskalation, Notfalldiagnostik sowie neurochirurgische, onkologische und palliative Weichenstellungen.

Die Prüfroutine folgt der Logik des Drei-Achsen-Modells: Rohdaten- und Kontextprüfung sichern die Mensch-Achse. Gegenhypothese und Quellenprüfung

Tab. 7.1 Prüfroutine vor KI-gestützten klinischen Entscheidungen

Prüfschritt	Kontrollfrage	Typisches Risiko	Klinisches Stoppsignal	Praktische Konsequenz
Rohdatenprüfung	Sind Anamnese, Untersuchung, Verlauf und Red Flags vollständig erhoben?	Bio-digitaler Blindfleck durch lückenhafte Eingangsdaten	Lücken in der Anamnese, beim Status oder im Verlauf	Datenbasis vor jeder Therapieentscheidung vervollständigen!
Fragestellung und Gegenhypothese	Habe ich neutral gefragt? Welche gefährliche Diagnose übersehe ich, wenn meine erste Hypothese falsch ist?	Bestätigungs-Rückkopplung; chronische Konsensillusion	Die KI-Antwort wirkt wie eine elegantere Form der eigenen Vermutung.	Mindestens eine alternative, klinisch gefährliche Hypothese aktiv prüfen!
Quellen- und Faktenprüfung	Ist die KI-Antwort evidenzgestützt oder nur sprachlich überzeugend?	Halluzination und scheinbare Präzision	Keine zitierbare Quelle für Dosierung, Grenzwert oder Leitlinienaussage	Dosierungen, Kontraindikationen und harte Fakten extern verifizieren!
Kontextprüfung	Passt der Vorschlag zu diesem Patienten, seiner Vorgeschichte und der aktuellen Versorgungs-situation?	Kontextblinde Therapie-bestätigung	Komorbidität, Adhärenz, Beziehungs-faktoren oder Patientenwille sind nicht abgedeckt.	KI-Antwort an den Einzelfall anpassen oder verwerfen!
Verantwortlichkeit	Kann ich diese Maßnahme auch unabhängig von der KI klinisch begründen?	Reflexhafte Delegations-schleife; Verantwortungs-diffusion	Die einzige tragende Begründung wäre der KI-Vorschlag selbst.	Menschliche Begründung dokumentieren; Entscheidung sichtbar zuordnen!
Stopppunkt bei Hochrisikoent-scheidungen	Liegt eine Hochrisikoent-scheidung vor?	Prozessuale Weitergabe ohne expliziten Haltepunkt; synchronisierte Fehlorientierung	Übernahme oder Übergabe ohne dokumentierte Prüfung	Bewussten Stopppunkt einlegen; Empfehlung explizit prüfen und schriftlich freigeben!

(Fortsetzung)

Tab. 7.1 Prüfroutine

Prüfschritt	Kontrollfrage	Typisches Risiko	Klinisches Stoppsignal	Praktische Konsequenz
Re-Evaluation und Kompetenzsicherung	Wird der Fall bei einer Verlaufsabweichung neu geöffnet? Bleibt die klinische Kernkompetenz aktiv?	Verifikationsatrophie; Zerfall des Zweitmeinungs-Prinzips	Der Verlauf weicht von der Arbeitsdiagnose ab, ohne dass die Grundannahme neu geprüft wird.	Fall unabhängig vom bisherigen Pfad neu öffnen; KI-freie Prüfphasen einplanen!

betreffen die KI-Achse. Verantwortungs- und Lernprüfung adressieren die Emergenz-Achse. ***Die resultierende Kontrollfrage lautet dann: „Entsteht hier eine gemeinsame Fehlerschleife, oder bleibt die klinische Kontrolle erhalten?“*** – In klinisch risikoreichen Situationen und Entscheidungen wie etwa Medikation, Entlassung, bei invasiven Eingriffen, onkologischen Entscheidungen oder bei der Notfalltriage kann sie Mensch-KI-Fehlerschleifen unterbrechen, bevor diese handlungswirksam werden. Der Stopppunkt bei Hochrisikoentscheidungen sichert hier alle drei Achsen gemeinsam ab.

8 Schluss: Kognitive Souveränität im Zeitalter klinischer KI

Die in Abschn. 7.3 skizzierte Prüfroutine ist die operative Form dessen, was dieses Essential als kognitive Souveränität beschreibt: nicht eine Haltung neben der Arbeit, sondern in jeder einzelnen klinischen Entscheidung. KI beschleunigt die Medizin. Sie ordnet Informationen, verdichtet Befunde, generiert Vorschläge, macht klinische Prozesse effizienter. Gleichzeitig verändert sie die Form des Irrens. Der Fehler wird nicht unbedingt häufiger, aber schwerer sichtbar. Ein Fehler tritt seltener als offensichtlicher Bruch auf, dafür aber häufiger als plausibel geglätteter Verlauf.

Die in diesem Essential beschriebenen Fehlerquellen und Fehlermuster sind keine zwangsläufigen Folgen jeder KI-Nutzung. Sie sind aber mögliche Fehlentwicklungen, die sich früh erkennen und unterbrechen lassen. Diese sind weder rein menschlich noch sind sie allein im System begründet. In den meisten Fällen liegen diese Fehlerquellen an den Schnittstellen von Mensch und KI, also zwischen einem klinischen Urteil, einer Patientenerwartung, der algorithmischen Ordnung, in der Dokumentation, bei der Übergabe oder in einer Handlung. Genau darin liegt ihre neue Qualität. Mensch und KI können gemeinsam einen falschen Behandlungspfad stabilisieren, der anfangs plausibel wirkt, der aber später klinisch folgenreich wird.

Die zentrale Gefahr ist daher nicht der spektakuläre Systemfehler, sondern der bio-digitale Blindfleck: eine kleine Lücke in der Datenbasis, eine nicht erhobene Information, eine zu früh akzeptierte Hypothese. Die KI glättet diesen Mangel sprachlich, strukturiert ihn formal, macht ihn anschlussfähig. Was unsicher war, wirkt belastbar. In der gefährlichsten Variante mündet das in eine synchronisierte

A. E. Elsharkawy, *KI in der Medizin - Fehlerquellen und Fehlermuster*, essentials, https://doi.org/10.1007/978-3-662-74123-8_8

Fehlorientierung: Mensch und KI teilen denselben Tunnelblick, und der Irrtum erscheint doppelt abgesichert, obwohl keine unabhängige Prüfung mehr stattfindet.

Patientensicherheit entsteht in diesem Raum weder durch blindes Vertrauen in KI noch durch pauschale Ablehnung. Sicherheit für den Patienten entsteht durch eine kontrollierte Mensch-KI-Kollaboration, in der die behandelnde Person sieht, prüft, zweifelt, begründet und Verantwortung übernimmt. Die Antwort ist nicht weniger Medizin, sondern eine bewusstere Medizin.

Wer KI in der Medizin beherrschen will, darf nicht weniger klinisch denken, sondern klinischer: genauer, wacher, ausdrücklicher. Kognitive Souveränität wird damit zu einer Kernkompetenz der kommenden Jahre – jedoch nicht nur als kognitive Technik, sondern als Verantwortungshaltung, als Bereitschaft, eine Empfehlung anzuhalten und eine Entscheidung selbst zu tragen.

Für medizinisches Fachpersonal und vor allem für die Ärztinnen und Ärzte wird das besonders konkret. Sie arbeiten nämlich genau an den Schnittstellen, an denen Fehlermuster entstehen können, etwa in der Anamnese, bei der Fallvorstrukturierung, in der Dokumentation, bei der Übergabe und in der Vorbereitung diagnostischer oder therapeutischer Entscheidungen. Dort entscheidet sich, ob KI zur kognitiven „Krücke“ wird oder zu einem präzisen und hilfreichen Werkzeug. Wer die Fehlermechanismen und Muster erkennt, kann sie rechtzeitig unterbrechen, bevor sie wirksam werden.

Technische Entlastung wird erst dann zur therapeutischen Sicherheit, wenn der Mensch das letzte Wort behält. Nicht aus Trotz gegenüber der Maschine. Nicht aus nostalgischer Abwehr. Sondern aufgrund der klinischen Verantwortung des Arztes gegenüber dem Patienten.

8.1 Coda: Was die Maschine nicht sieht.

Am Ende dieses Essentials steht kein Plädoyer gegen KI. Ein solches Plädoyer wäre weltfremd. Denn die KI wird in Zukunft ein Teil der Medizin bleiben. Sie wird besser werden, schneller, tiefer integriert und in vielen Bereichen unverzichtbar. – Die entscheidende Frage lautet daher nicht, ob wir mit ihr arbeiten werden. Es stellt sich nur die Frage, ob wir dabei klinisch wach bleiben.

Nach drei Jahrzehnten am OP-Tisch und in der Schmerzsprechstunde habe ich gelernt, dass sich die wichtigsten Augenblicke einer Behandlung nicht vollständig in Daten überführen lassen. Da ist die Pause, in der ein Patient nach Worten sucht. Das Schweigen vor einer schweren Mitteilung. Der Blick, der nicht zur dokumentierten Beschwerde passt. Der Moment, in dem man ahnt, dass die eigentliche Frage noch gar nicht gestellt wurde. – Eine KI kann strukturieren, vergleichen,

Wahrscheinlichkeiten berechnen, Differenzialdiagnosen erweitern. Zögern kann sie nicht. Erschrecken kann sie nicht. Spüren, ob ein Patient vor allem gehört, beruhigt, konfrontiert oder erneut untersucht werden muss, das alles kann sie nicht.

Klinische Klugheit war immer die Fähigkeit, manchmal auch unter Unsicherheit zu handeln, ohne diese Unsicherheit zu verleugnen. Gute Medizin besteht nicht darin, den menschlichen Zweifel völlig auszuschalten, sondern darin, ihn richtig zu verwenden.

Der berechtigte Zweifel schützt vor voreiligen Gewissheiten: Er zwingt zur Re-Evaluation und er hält den Fall offen, wenn die erste Erklärung zu glatt wirkt.

Klinische Zurückhaltung ist keine Schwäche, sondern vielmehr ein Ausdruck professioneller Reife. Plausibilität ist nicht Wahrheit. Effizienz ist nicht Sicherheit. Eine saubere Formulierung ist noch kein vollständiger Befund.

Wichtig!
Ein KI-System bringt diese Haltung nicht aus sich heraus mit. Genau deshalb bleibt es Aufgabe der behandelnden Person, sie in die Zusammenarbeit miteinzubringen. – KI kann die Medizin verändern. Die Verantwortung dafür, dass sie den Patienten nicht verdeckt, bleibt aber bei uns.

Was Sie aus diesem *essential* mitnehmen können …

- KI strukturiert, beschleunigt und erweitert klinische Entscheidungsprozesse. Die klinische Verantwortung bleibt jedoch immer beim Menschen.
- Fehlerquellen entstehen nicht isoliert durch den Menschen oder im System, sondern in deren Kopplung. Das Drei-Achsen-Modell ordnet sie entlang der Mensch-Achse (unvollständige Eingabe, Automation Bias, Verantwortungsdiffusion), der KI-Achse (scheinbare Präzision, Halluzination, modellbedingte Verzerrung) und der Emergenz-Achse (Emergenter Interaktionsfehler, synchronisierte Fehlorientierung).
- Die zentrale Gefahr ist nicht der spektakuläre Systemfehler, sondern der biodigitale Blindfleck: eine kleine Datenlücke, eine zu früh akzeptierte Hypothese, ein Verlauf, den die KI sprachlich glättet und formal so lange absichert, bis auch der Irrtum als eine geprüfte Entscheidung erscheint.
- Kognitive Souveränität bedeutet, KI aktiv zu nutzen, ohne Wahrnehmung, Gewichtung und Verantwortung komplett an sie abzugeben. Sie verlangt verbindliche Prüfroutinen: Rohdatenprüfung, Gegenhypothese, Kontextprüfung, dokumentierte Verantwortung und die Re-Evaluation bei Verlaufsabweichungen.
- Sichere Mensch-KI-Kollaboration braucht institutionelle Leitplanken: klare Zuständigkeiten, Auditierbarkeit, gelebte Fehlerkultur und definierte Stopppunkte bei Hochrisikoentscheidungen. Technische Entlastung wird erst dann zur therapeutischen Sicherheit, wenn der Mensch das letzte Wort behält.

A. E. Elsharkawy, *KI in der Medizin - Fehlerquellen und Fehlermuster*, essentials, https://doi.org/10.1007/978-3-662-74123-8

Literatur

Abdelwanis M, Alarafati HK, Tammam MMS, et al. (2024) Exploring the risks of automation bias in healthcare artificial intelligence applications: A Bowtie analysis. J Safety Sci Resil 5:460–69. https://doi.org/10.1016/j.jnlssr.2024.06.001

Bansal G, Wu T, Zhou J, et al. (2021) Does the whole exceed its parts? The effect of AI explanations on complementary team performance. Proc 2021 CHI Conf Hum Factors Comput Syst. ACM, New York. https://doi.org/10.1145/3411764.3445717

Benedetti F (2013) Placebo and the new physiology of the doctor-patient relationship. Physiol Rev 93:1207–46. https://doi.org/10.1152/physrev.00043.2012

Bleher H, Braun M (2022) Diffused responsibility: attributions of responsibility in the use of AI-driven clinical decision support systems. AI Ethics 2:747–61. https://doi.org/10.1007/s43681-022-00135-x

Budzyń K, Romańczyk M, Kitala D, et al. (2025) Endoscopist deskilling risk after exposure to artificial intelligence in colonoscopy: a multicentre, observational study. Lancet Gastroenterol Hepatol 10:896–903. https://doi.org/10.1016/S2468-1253(25)00133-5

Cabitza F, Rasoini R, Gensini GF (2017) Unintended consequences of machine learning in medicine. JAMA 318:517–18. https://doi.org/10.1001/jama.2017.7797

Challen R, Denny J, Pitt M, et al. (2019) Artificial intelligence, bias and clinical safety. BMJ Qual Saf 28:231–37. https://doi.org/10.1136/bmjqs-2018-008370

Chen S, Gao M, Sasse K, et al. (2025) When helpfulness backfires: LLMs and the risk of false medical information due to sycophantic behavior. npj Digit Med 8:605. https://doi.org/10.1038/s41746-025-02008-z

Cho SM, Zou X, Fleig L, et al. (2026) Mini-review on human-centered assurance in robot-assisted orthopedics and neurosurgery. Front Robot AI 13:1755883. https://doi.org/10.3389/frobt.2026.1755883

Colloca L, Barsky AJ (2020) Placebo and nocebo effects. N Engl J Med 382:554–61. https://doi.org/10.1056/NEJMra1907805

Croskerry P (2003) The importance of cognitive errors in diagnosis and strategies to minimize them. Acad Med 78:775–80. https://doi.org/10.1097/00001888-200308000-00003

Darley JM, Latané B (1968) Bystander intervention in emergencies: diffusion of responsibility. J Pers Soc Psychol 8:377–83. https://doi.org/10.1037/h0025589

A. E. Elsharkawy, *KI in der Medizin - Fehlerquellen und Fehlermuster*, essentials, https://doi.org/10.1007/978-3-662-74123-8

Drew BJ, Harris P, Zègre-Hemsey JK, et al. (2014) Insights into the problem of alarm fatigue with physiologic monitor devices: a comprehensive observational study of consecutive intensive care unit patients. PLoS One 9:e110274. https://doi.org/10.1371/journal.pone.0110274

Epley N, Waytz A, Cacioppo JT (2007) On seeing human: a three-factor theory of anthropomorphism. Psychol Rev 114:864–86. https://doi.org/10.1037/0033-295X.114.4.864

Goddard K, Roudsari A, Wyatt JC (2012) Automation bias: a systematic review of frequency, effect mediators, and mitigators. J Am Med Inform Assoc 19:121–27. https://doi.org/10.1136/amiajnl-2011-000089

Gonzalez C, Donahue K, Goldstein DG, et al. (2026) Toward a science of human-AI teaming for decision making: A complementarity framework. PNAS Nexus Vol.5:pgag030. https://doi.org/10.1093/pnasnexus/pgag030

Hubinger E, Denison C, Mu J, et al. (2024) Sleeper Agents: Training Deceptive LLMs that Persist Through Safety Training. arXiv:2401.05566

Jabbour S, Fouhey D, Shepard S, et al. (2023) Measuring the Impact of AI in the Diagnosis of Hospitalized Patients: A Randomized Clinical Vignette Survey Study. JAMA 330:2275–84. https://doi.org/10.1001/jama.2023.22295

Ji Z, Lee N, Frieske R, et al. (2023) Survey of hallucination in natural language generation. ACM Comput Surv 55:248. https://doi.org/10.1145/3571730

Kaptchuk TJ, Miller FG (2015) Placebo effects in medicine. N Engl J Med 373:8–9. https://doi.org/10.1056/NEJMp1504023

Khera R, Simon MA, Ross JS (2023) Automation Bias and Assistive AI: Risk of Harm From AI-Driven Clinical Decision Support. JAMA 330:2255–57. https://doi.org/10.1001/jama.2023.22557

Kim TM, Luo L, Kim SE, et al. (2026) The Doctor Will Agree With You Now: Sycophancy of Large Language Models in Multi-Turn Medical Conversations. Proc 1st Workshop Linguist Anal Health. ACL, Rabat, 19–34. https://doi.org/10.18653/v1/2026.healing-1.2

Koçak B, Ponsiglione A, Stanzione A, et al. (2025) Bias in artificial intelligence for medical imaging: fundamentals, detection, avoidance, mitigation, challenges, ethics, and prospects. Diagn Interv Radiol 31:75–88. https://doi.org/10.4274/dir.2024.242854

Liu NF, Lin K, Hewitt J, et al. (2024) Lost in the Middle: How Language Models Use Long Contexts. Trans Assoc Comput Linguist 12:157–73. https://doi.org/10.1162/tacl_a_00638

Liu P, Zhang J, Chen S, et al. (2025) Human-AI teaming in healthcare: 1 + 1 > 2? npj Artif Intell 1:47. https://doi.org/10.1038/s44387-025-00052-4

Logg JM, Minson JA, Moore DA (2019) Algorithm appreciation: People prefer algorithmic to human judgment. Organ Behav Hum Decis Process 151:90–103. https://doi.org/10.1016/j.obhdp.2018.12.005

Lyell D, Coiera E (2017) Automation bias and verification complexity: a systematic review. J Am Med Inform Assoc 24:423–31. https://doi.org/10.1093/jamia/ocw105

Lyell D, Magrabi F, Raban MZ, et al. (2017) Automation bias in electronic prescribing. BMC Med Inform Decis Mak 17:28. https://doi.org/10.1186/s12911-017-0425-5

Meinke A, Schoen B, Scheurer J, et al. (2024) Frontier Models are Capable of In-context Scheming. arXiv:2412.04984

Obermeyer Z, Powers B, Vogeli C, et al. (2019) Dissecting racial bias in an algorithm used to manage the health of populations. Science 366:447–53. https://doi.org/10.1126/science.aax2342

Parasuraman R, Manzey DH (2010) Complacency and bias in human use of automation: an attentional integration. Hum Factors 52:381–410. https://doi.org/10.1177/0018720810376055

Parasuraman R, Riley V (1997) Humans and automation: use, misuse, disuse, abuse. Hum Factors 39:230–53. https://doi.org/10.1518/001872097778543886

Reeves B, Nass C (1996) The Media Equation: How People Treat Computers, Television, and New Media Like Real People and Places. Cambridge University Press, Cambridge

Seyyed-Kalantari L, Zhang H, McDermott MBA, et al. (2021) Underdiagnosis bias of artificial intelligence algorithms applied to chest radiographs in under-served patient populations. Nat Med 27:2176–82. https://doi.org/10.1038/s41591-021-01595-0

Singh R, Bapna M, Diab AR, et al. (2025) How AI is used in FDA-authorized medical devices: a taxonomy across 1,016 authorizations. npj Digit Med 8:388. https://doi.org/10.1038/s41746-025-01800-1

Sokol K, Fackler J, Vogt JE (2025) Artificial intelligence should genuinely support clinical reasoning and decision making to bridge the translational gap. npj Digit Med 8:345. https://doi.org/10.1038/s41746-025-01725-9

Tejani AS, Ng YS, Xi Y, et al. (2024) Understanding and mitigating bias in imaging artificial intelligence. Radiographics 44:e230067. https://doi.org/10.1148/rg.230067

Thirunavukarasu AJ, Ting DSJ, Elangovan K, et al. (2023) Large language models in medicine. Nat Med 29:1930–40. https://doi.org/10.1038/s41591-023-02448-8

Tversky A, Kahneman D (1974) Judgment under uncertainty: heuristics and biases. Science 185:1124–31. https://doi.org/10.1126/science.185.4157.1124

Weizenbaum J (1966) ELIZA: a computer program for the study of natural language communication between man and machine. Commun ACM 9:36–45. https://doi.org/10.1145/365153.365168

Wong A, Otles E, Donnelly JP, et al. (2021) External validation of a widely implemented proprietary sepsis prediction model in hospitalized patients. JAMA Intern Med 181:1065–70. https://doi.org/10.1001/jamainternmed.2021.2626

Weiterführende Literatur

Die folgenden Werke vertiefen die kognitiven, klinischen und KI-bezogenen Grundlagen der Mensch-KI-Entscheidung in der Medizin.

- Kahneman D (2011) Thinking, Fast and Slow. Farrar, Straus and Giroux, New York.

Grundlagentext zu Heuristiken, Bias und dualen Denksystemen.

- Groopman J (2007) How Doctors Think. Houghton Mifflin, Boston.

Klinischer Zugang zu diagnostischen Fehlentscheidungen, Ankerheuristik und ärztlichem Denken.

- Gigerenzer G (2014) Risk Savvy: How to Make Good Decisions. Viking, New York.

Praxisnaher Zugang zu Risikokommunikation, Statistikverständnis und Entscheidungen unter Unsicherheit.

- Topol E (2019) Deep Medicine: How Artificial Intelligence Can Make Healthcare Human Again. Basic Books, New York.

Einordnung klinischer KI-Anwendungen und der zukünftigen Mensch-KI-Kollaboration.

- Russell SJ (2019) Human Compatible: Artificial Intelligence and the Problem of Control. Viking, New York.

Konzeptuelle Grundlage zu Zielausrichtung, Kontrollproblem und sicherer KI.

FSC
www.fsc.org
MIX
Papier | Fördert
gute Waldnutzung
FSC® C083411

Kolibri 360 GmbH
Ferdinand-Jühlke-Straße 7
99095 Erfurt, Deutschland
produktsicherheit@kolibri360.de